2012 年高等学校科技统计资料汇编

2012 Nian Gaodeng Xuexiao Keji Tongji Ziliao Huibian

中华人民共和国教育部科学技术司　编

高等教育出版社·北京
HIGHER EDUCATION PRESS　BEIJING

图书在版编目（CIP）数据

2012年高等学校科技统计资料汇编/中华人民共和国教育部科学技术司编. -- 北京：高等教育出版社，2013. 5

ISBN 978-7-04-037366-0

Ⅰ. ①2… Ⅱ. ①中… Ⅲ. ①高等学校-科技统计-统计资料-中国-2012 Ⅳ. ①G644 -66

中国版本图书馆 CIP 数据核字（2013）第 091272 号

策划编辑 陈 瑜　　责任编辑 陈 瑜　　封面设计 杨立新　　版式设计 王艳红
责任校对 胡晓琪　　责任印制 毛斯璐

出版发行 高等教育出版社
社　　址 北京市西城区德外大街4号
邮政编码 100120
印　　刷 国防工业出版社印刷厂
开　　本 787mm×1092mm 1/16
印　　张 13
字　　数 390千字
购书热线 010-58581118
咨询电话 400-810-0598
网　　址 http://www.hep.edu.cn
http://www.hep.com.cn
网上订购 http://www.landraco.com
http://www.landraco.com.cn
版　　次 2013年5月第1版
印　　次 2013年5月第1次印刷
定　　价 27.80元(含光盘)

本书如有缺页、倒页、脱页等质量问题，请到所购图书销售部门联系调换

物 料 号 37366-00

编 者 说 明

《2012 年高等学校科技统计资料汇编》(以下简称《汇编》)是教育部科学技术司根据国家的统一部署和高等学校科技工作的具体情况，结合第二次全国科学研究与试验发展(R&D)资源清查，在组织各省、自治区、直辖市教育厅(教育委员会)实施“全国普通高等学校科技统计年报(理、工、农、医)”的基础上，经过综合加工、整理而成的全面反映高等学校科技活动总体情况的数据资料汇集。本《汇编》未含中国台湾地区和香港、澳门特别行政区高等学校科技活动数据。

本《汇编》详细记录了 2012 年全国 1212 所设有理、工、农、医类教学专业的高等学校及其附属医院在基础研究、应用研究、试验发展以及 R&D 成果应用、其他科技服务等各个层面开展研究的总体状况，内容涉及科技人力、科技经费、科技机构、科技项目和开展国际科技交流等情况，以及与此相关的高等学校科技活动产出情况。

本《汇编》数据的采集、编排参照了国际上通用的科学研究分类方法。全书资料翔实、丰富，有助于增进社会各界对高等学校科技活动情况的了解，便于国际、国内相关部门的比较研究，是国家有关部门决策和相关研究工作者的必备资料。

中华人民共和国教育部科学技术司

2012 年 12 月

目　　录

第一部分

高等学校汇总资料

一、科 技 人 力

表 1　各类高等学校科技人力

	学校数（所）	教学与科研人员(人)		研究与发展人员(人)		研究与发展全时人员(人年)		R&D 成果应用及科技服务人员(人)		R&D 成果应用及科技服务全时人员(人年)	
		合计	其中：科学家和工程师	合计	其中：科学家和工程师	合计	其中：科学家和工程师	合计	其中：科学家和工程师	合计	其中：科学家和工程师
合计	**974**	**835 802**	**802 657**	**338 629**	**331 918**	**203 139**	**199 111**	**39 685**	**38 938**	**23 792**	**23 341**
按学校规格分											
“211”及省部共建高等学校	105	297 899	282 930	150 815	146 603	90 483	87 958	21 152	20 643	12 685	12 381
其他本科高等学校	556	470 172	454 646	178 527	176 099	107 088	105 630	17 421	17 190	10 441	10 300
高等专科学校	313	67 731	65 081	9 287	9 216	5 568	5 523	1 112	1 105	666	660
按学校隶属分											
部委院校	27	30 241	29 215	18 424	18 068	11 053	10 841	1 966	1 946	1 176	1 164
教育部直属院校	61	217 111	205 192	111 263	107 843	66 754	64 700	15 778	15 367	9 466	9 219
地方院校	886	588 450	568 250	208 942	206 007	125 332	123 570	21 941	21 625	13 150	12 958
按学校类型分											
综合大学	213	257 310	244 750	112 992	109 904	67 790	65 944	13 099	12 696	7 856	7 615
工科院校	380	263 356	255 627	114 507	113 022	68 697	67 804	19 979	19 773	11 984	11 857
农林院校	64	46 405	44 185	20 148	19 653	12 080	11 785	3 161	3 089	1 894	1 850
医药院校	104	197 387	188 651	61 966	60 679	37 168	36 391	1 145	1 117	683	667
师范院校	148	57 575	56 121	23 828	23 496	14 297	14 092	1 785	1 747	1 067	1 044
其　　他	65	13 769	13 323	5 188	5 164	3 107	3 095	516	516	308	308

表2 分地区高等学校科技人力

	学校数（所）	教学与科研人员(人)		研究与发展人员(人)		研究与发展全时人员(人年)		R&D成果应用及科技服务人员(人)		R&D成果应用及科技服务全时人员(人年)	
		合计	其中:科学家和工程师	合计	其中:科学家和工程师	合计	其中：科学家和工程师	合计	其中：科学家和工程师	合计	其中:科学家和工程师
合计	**974**	**835 802**	**802 657**	**338 629**	**331 918**	**203 139**	**199 111**	**39 685**	**38 938**	**23 792**	**23 341**
北京市	39	64 186	61 317	33 219	32 571	19 927	19 544	2 274	2 232	1 362	1 338
天津市	14	20 696	19 993	9 830	9 720	5 895	5 830	528	525	317	315
河北省	37	30 379	29 515	8 073	7 998	4 840	4 796	1 121	1 113	670	666
山西省	19	14 947	14 252	6 528	6 453	3 915	3 870	208	206	125	123
内蒙古自治区	14	11 156	10 861	4 981	4 930	2 988	2 957	98	96	59	58
辽宁省	43	39 000	38 272	18 499	18 463	11 094	11 072	2 121	2 108	1 273	1 265
吉林省	32	30 212	29 608	20 621	20 477	12 370	12 282	789	776	473	465
黑龙江省	40	36 082	35 304	16 450	16 140	9 864	9 679	1 744	1 738	1 044	1 041
上海市	17	44 614	41 967	25 248	24 279	15 149	14 564	3 820	3 735	2 290	2 239
江苏省	58	52 776	51 816	22 804	22 767	13 679	13 655	5 885	5 874	3 530	3 524
浙江省	29	38 562	37 214	12 379	12 150	7 427	7 288	2 393	2 368	1 436	1 419
安徽省	76	31 307	29 920	11 883	11 539	7 131	6 923	754	743	452	446
福建省	21	16 292	15 560	6 498	6 265	3 895	3 757	546	498	328	300
江西省	22	18 984	18 337	5448	5 402	3 267	3 239	945	940	567	565
山东省	41	40 082	38 748	19 488	18 934	11 689	11 360	1 967	1 841	1 178	1 104
河南省	43	31 328	30 612	5 770	5 738	3 464	3 443	1 066	1 057	637	631
湖北省	53	49 480	47 745	16 386	15 923	9 834	9 553	2 697	2 636	1 618	1 581
湖南省	67	39 061	37 123	12 144	11 868	7 287	7 123	1 509	1 467	905	880
广东省	39	52 813	47 908	18 976	17 947	11 384	10 766	3 053	2 970	1 831	1 779
广西壮族自治区	19	21 394	20 733	11 842	11 731	7 107	7 039	608	608	365	365
海南省	13	3 996	3 860	611	588	365	351	15	14	9	8
重庆市	32	18 452	17 244	5 757	5 529	3 451	3 316	1 748	1 682	1 049	1 009
四川省	38	35 534	33 966	15 802	15 601	9 480	9 359	847	818	510	492
贵州省	31	10 683	10 478	3 651	3 644	2 189	2 186	79	79	47	47
云南省	31	14 981	14 681	5 072	4 979	3 044	2 987	290	282	172	167
西藏自治区	3	894	838	549	549	329	329	11	11	6	6
陕西省	34	34 544	32 221	11 760	11 419	7 057	6 851	2 301	2 253	1 381	1 350
甘肃省	27	10 805	10 735	3 212	3 210	1 929	1 928	104	104	62	62
青海省	8	4 339	4 137	677	673	405	403	49	49	29	29
宁夏回族自治区	10	5 511	5 196	1 423	1 421	854	854	1	1	0	0
新疆维吾尔自治区	24	12 712	12 496	3 048	3 010	1 830	1 807	114	114	67	67

表 3　部委高等学校科技人力

	学校数（所）	教学与科研人员(人)		研究与发展人员(人)		研究与发展全时人员(人年)		R&D 成果应用及科技服务人员(人)		R&D 成果应用及科技服务全时人员(人年)	
		合计	其中:科学家和工程师	合计	其中:科学家和工程师	合计	其中:科学家和工程师	合计	其中:科学家和工程师	合计	其中:科学家和工程师
合计	**88**	**247 352**	**234 407**	**129 687**	**125 911**	**77 807**	**75 541**	**17 744**	**17 313**	**10 642**	**10 383**
中央办公厅	1	215	204	161	160	96	96	0	0	0	0
国家民族事务委员会	6	2 266	2 247	1 328	1 326	797	796	92	92	55	55
公安部	2	732	711	217	217	129	129	92	92	55	55
工业和信息化部	7	15 484	15 253	10 859	10 762	6 515	6 457	1 624	1 617	972	968
交通运输部	1	1 709	1 645	1 479	1 479	888	888	17	17	10	10
教育部	61	217 111	205 192	111 263	107 843	66 754	64 700	15 778	15 367	9 466	9 219
中国民用航空局	3	3 150	2 936	673	669	404	402	22	22	13	13
中国地震局	1	407	406	129	129	77	77	0	0	0	0
国家林业局	1	110	102	25	25	15	15	1	1	0	0
国务院侨务办公室	2	3 711	3 354	1 962	1 764	1 177	1 058	81	70	49	42
国家安全生产监督管理总局	1	601	580	108	108	65	65	12	12	7	7
中国科学院	1	1 570	1 514	1 467	1 413	880	848	24	22	14	13
总装备部	1	286	263	16	16	10	10	1	1	1	1

表 4　地方高等学校科技人力

	学校数（所）	教学与科研人员(人)		研究与发展人员(人)		研究与发展全时人员(人年)		R&D 成果应用及科技服务人员(人)		R&D 成果应用及科技服务全时人员(人年)	
		合计	其中:科学家和工程师	合计	其中:科学家和工程师	合计	其中:科学家和工程师	合计	其中:科学家和工程师	合计	其中:科学家和工程师
合计	**886**	**588 450**	**568 250**	**208 942**	**206 007**	**125 332**	**123 570**	**21 941**	**21 625**	**13 150**	**12 958**
北京市	19	24 980	23 600	9 876	9 655	5 926	5 794	296	290	176	174
天津市	11	15 124	14 614	6 157	6 072	3 691	3 642	178	176	107	106
河北省	34	28 945	28 105	7 630	7 555	4 575	4 531	1 017	1 009	608	604
山西省	19	14 947	14 252	6 528	6 453	3 915	3 870	208	206	125	123
内蒙古自治区	14	11 156	10 861	4 981	4 930	2 988	2 957	98	96	59	58
辽宁省	39	32 198	31 660	14 664	14 647	8 792	8 782	1 081	1 080	649	648
吉林省	30	15 818	15 444	8 729	8 653	5 235	5 187	372	362	223	217
黑龙江省	37	29 290	28 578	11 874	11 574	7 119	6 940	393	388	234	231
上海市	11	14 256	13 753	7 510	7 414	4 505	4 447	1 294	1 272	775	762
江苏省	49	35 280	34 693	13 474	13 448	8 082	8 064	3 278	3 268	1 967	1 961
浙江省	27	24 656	23 908	8 785	8 638	5 271	5 182	1 465	1 451	879	869
安徽省	74	27 531	26 263	9 553	9 340	5 733	5 603	730	721	438	433
福建省	19	14 058	13 379	5 506	5 284	3 300	3 169	469	421	282	254
江西省	22	18 984	18 337	5 448	5 402	3 267	3 239	945	940	567	565
山东省	39	28 579	28 004	12 551	12 414	7 527	7 448	1 316	1 298	788	778
河南省	43	31 328	30 612	5 770	5 738	3 464	3 443	1 066	1 057	637	631
湖北省	46	24 710	23 860	6 165	6 080	3 701	3 650	907	899	545	539
湖南省	64	27 000	25 948	8 167	8 018	4 900	4 812	1 053	1 030	632	617
广东省	35	35 098	32 674	10 330	9 961	6 197	5 974	2 041	1 999	1 223	1 197
广西壮族自治区	19	21 394	20 733	11 842	11 731	7 107	7 039	608	608	365	365
海南省	13	3 996	3 860	611	588	365	351	15	14	9	8
重庆市	30	13 657	13 051	3 739	3 692	2 241	2 214	817	802	490	481
四川省	33	19 929	19 033	7 459	7 298	4 474	4 377	407	382	246	230
贵州省	31	10 683	10 478	3 651	3 644	2 189	2 186	79	79	47	47
云南省	31	14 981	14 681	5 072	4 979	3 044	2 987	290	282	172	167
西藏自治区	3	894	838	549	549	329	329	11	11	6	6
陕西省	28	18 740	17 588	5 255	5 230	3 154	3 138	1 263	1 240	757	743
甘肃省	25	7 988	7 922	2 070	2 068	1 243	1 242	80	80	48	48
青海省	8	4 339	4 137	677	673	405	403	49	49	29	29
宁夏回族自治区	9	5 199	4 888	1 271	1 269	763	763	1	1	0	0
新疆维吾尔自治区	24	12 712	12 496	3 048	3 010	1 830	1 807	114	114	67	67

表 5　各类高等学校教学与科研人员中科学家与工程师职务(职称)　　单位：人

	学校数（所）	合计	教师系列						其他技术职务系列			
			小计	教授	副教授	讲师	助教	其他	小计	高级	中级	初级
合计	**974**	**802 657**	**463 625**	**78 218**	**137 450**	**178 239**	**61 439**	**8 279**	**339 032**	**83 201**	**146 301**	**109 530**
按学校规格分												
“211”及省部共建高等学校	105	282 930	147 989	36 026	48 326	50 839	10 164	2 634	134 941	33 486	61 680	39 775
其他本科高等学校	556	454 646	262 892	39 370	74 502	106 424	38 451	4 145	191 754	46 469	79 252	66 033
高等专科学校	313	65 081	52 744	2 822	14 622	20 976	12 824	1 500	12 337	3 246	5 369	3 722
按学校隶属分												
部委院校	27	29 215	18 825	4 308	6 035	6 758	1 582	142	10 390	3 043	4 836	2 511
教育部直属院校	61	205 192	103 656	26 153	33 965	34 512	6 868	2 158	101 536	24 745	47 089	29 702
地方院校	886	568 250	341 144	47 757	97 450	136 969	52 989	5 979	227 106	55 413	94 376	77 317
按学校类型分												
综合大学	213	244 750	131 338	25 052	40 371	47 963	15 425	2 527	113 412	27 492	50 166	35 754
工科院校	380	255 627	185 236	29 302	55 483	74 076	23 351	3 024	70 391	20 347	34 809	15 235
农林院校	64	44 185	32 797	5 734	9 975	13 076	3 395	617	11 388	3 402	5 485	2 501
医药院校	104	188 651	60 330	10 123	15 572	21 758	11 635	1 242	128 321	27 530	48 274	52 517
师范院校	148	56 121	43 915	6 790	13 081	17 247	6 184	613	12 206	3 555	5 981	2 670
其　　他	65	13 323	10 009	1 217	2 968	4 119	1 449	256	3 314	875	1 586	853

表 6　分地区高等学校教学与科研人员中科学家与工程师职务(职称)

单位：人

	学校数(所)	合计	教师系列						其他技术职务系列			
			小计	教授	副教授	讲师	助教	其他	小计	高级	中级	初级
合计	**974**	**802 657**	**463 625**	**78 218**	**137 450**	**178 239**	**61 439**	**8 279**	**339 032**	**83 201**	**146 301**	**109 530**
北京市	39	61 317	27 700	7 150	9 458	9 331	1 356	405	33 617	7 233	14 693	11 691
天津市	14	19 993	7 988	1 750	2 388	3 047	675	128	12 005	2 747	4 874	4 384
河北省	37	29 515	18 262	3 256	5 039	6 818	2 902	247	11 253	3 162	4 807	3 284
山西省	19	14 252	9 265	1 380	2 509	3 813	1 386	177	4 987	1 436	2 041	1 510
内蒙古自治区	14	10 861	6 142	974	1 939	1 817	1 256	156	4 719	1 594	1 967	1 158
辽宁省	43	38 272	24 520	4 556	7 165	9 425	3 236	138	13 752	3 782	6 322	3 648
吉林省	32	29 608	17 902	2 916	5 289	6 054	3 508	135	11 706	2 809	5 370	3 527
黑龙江省	40	35 304	20 853	4 194	6 267	7 022	3 166	204	14 451	4 732	6 566	3 153
上海市	17	41 967	15 453	3 488	5 090	5 943	827	105	26 514	6 400	10 775	9 339
江苏省	58	51 816	34 898	5 804	10 802	15 219	3 033	40	16 918	4 514	8 061	4 343
浙江省	29	37 214	16 577	3 050	5 042	6 554	1 396	535	20 637	3 982	7 646	9 009
安徽省	76	29 920	19 377	2 321	5 328	7 637	3 469	622	10 543	2 257	4 518	3 768
福建省	21	15 560	8 690	1 525	2 519	3 382	1 175	89	6 870	1 433	2 724	2 713
江西省	22	18 337	12 081	1 913	3 207	4 764	2 082	115	6 256	1 137	2 505	2 614
山东省	41	38 748	25 008	4 010	7 193	10 278	3 013	514	13 740	4 098	6 268	3 374
河南省	43	30 612	21 804	2 618	5 907	8 886	4 104	289	8 808	2 102	3 655	3 051
湖北省	53	47 745	29 111	5 036	9 294	10 251	3 458	1 072	18 634	4 438	9 785	4 411
湖南省	67	37 123	25 564	3 682	7 396	10 074	3 988	424	11 559	3 011	5 320	3 228
广东省	39	47 908	21 747	3 802	6 176	8 125	2 525	1 119	26 161	6 045	9 847	10 269
广西壮族自治区	19	20 733	8 081	1 302	2 336	3 241	1 182	20	12 652	2 281	4 593	5 778
海南省	13	3 860	2 420	312	627	724	685	72	1 440	344	598	498
重庆市	32	17 244	10 794	1 660	3 499	4 234	1 143	258	6 450	1 495	2 780	2 175
四川省	38	33 966	21 722	3 371	6 100	8 554	3 467	230	12 244	2 924	5 545	3 775
贵州省	31	10 478	7 629	809	2 389	3 213	972	246	2 849	993	1 274	582
云南省	31	14 681	9 782	1 315	2 829	3 951	1 478	209	4 899	1 514	2 067	1 318
西藏自治区	3	838	680	43	157	342	108	30	158	23	86	49
陕西省	34	32 221	20 167	3 591	5 815	7 899	2 625	237	12 054	3 590	5 724	2 740
甘肃省	27	10 735	8 073	1 100	2 350	3 029	1 522	72	2 662	839	1 248	575
青海省	8	4 137	2 025	368	672	624	333	28	2 112	377	726	1 009
宁夏回族自治区	10	5 196	2 412	315	623	945	442	87	2 784	712	1 005	1 067
新疆维吾尔自治区	24	12 496	6 898	607	2 045	3 043	927	276	5 598	1 197	2 911	1 490

表 7　部委高等学校教学与科研人员中科学家与工程师职务(职称)　　单位：人

	学校数（所）	合计	教师系列						其他技术职务系列			
			小计	教授	副教授	讲师	助教	其他	小计	高级	中级	初级
合计	**88**	**234 407**	**122 481**	**30 461**	**40 000**	**41 270**	**8 450**	**2 300**	**111 926**	**27 788**	**51 925**	**32 213**
中央办公厅	1	**204**	100	11	42	44	3	0	104	23	55	26
国家民族事务委员会	6	**2 247**	1 636	239	496	508	322	71	611	143	262	206
公安部	2	**711**	607	69	156	292	89	1	104	28	33	43
工业和信息化部	7	**15 253**	10 460	2 744	3 654	3 711	348	3	4 793	1 874	2 530	389
交通运输部	1	**1 645**	1 039	271	408	303	57	0	606	221	276	109
教育部	61	**205 192**	103 656	26 153	33 965	34 512	6 868	2 158	101 536	24 745	47 089	29 702
中国民用航空局	3	**2 936**	1 479	148	249	656	415	11	1 457	91	490	876
中国地震局	1	**406**	337	24	42	186	85	0	69	30	28	11
国家林业局	1	**102**	54	4	21	27	1	1	48	12	30	6
国务院侨务办公室	2	**3 354**	1 432	280	406	614	102	30	1 922	414	773	735
国家安全生产监督管理总局	1	**580**	431	74	80	153	121	3	149	62	61	26
中国科学院	1	1 514	1 032	436	405	157	13	21	482	136	273	73
总装备部	1	263	218	8	76	107	26	1	45	9	25	11

表 8　地方高等学校教学与科研人员中科学家与工程师职务(职称)　　单位：人

	学校数(所)	合计	教师系列						其他技术职务系列			
			小计	教授	副教授	讲师	助教	其他	小计	高级	中级	初级
合计	**886**	**568 250**	**341 144**	**47 757**	**97 450**	**136 969**	**52 989**	**5 979**	**227 106**	**55 413**	**94 376**	**77 317**
北京市	19	23 600	6 583	1 211	2 300	2 577	389	106	17 017	3 284	6 562	7 171
天津市	11	14 614	4 395	886	1 286	1 748	363	112	10 219	2 149	4 093	3 977
河北省	34	28 105	17 131	3 113	4 806	6 304	2 664	244	10 974	3 053	4 703	3 218
山西省	19	14 252	9 265	1 380	2 509	3 813	1 386	177	4 987	1 436	2 041	1 510
内蒙古自治区	14	10 861	6 142	974	1 939	1 817	1 256	156	4 719	1 594	1 967	1 158
辽宁省	39	31 660	20 268	3 440	5 646	8 047	3 016	119	11 392	3 088	5 165	3 139
吉林省	30	15 444	9 935	1 299	3 048	3 296	2 158	134	5 509	1 605	2 177	1 727
黑龙江省	37	28 578	16 816	2 932	4 835	5 827	3 021	201	11 762	3 760	5 057	2 945
上海市	11	13 753	6 700	961	1 874	3 217	569	79	7 053	1 353	2 831	2 869
江苏省	49	34 693	23 597	3 152	6 994	10 868	2 544	39	11 096	3 023	5 301	2 772
浙江省	27	23 908	13 430	2 053	3 900	6 001	1 244	232	10 478	2 040	3 859	4 579
安徽省	74	26 263	16 803	1 615	4 457	6 876	3 363	492	9 460	1 883	3 940	3 637
福建省	19	13 379	7 193	1 122	2 044	2 844	1 124	59	6 186	1 306	2 427	2 453
江西省	22	18 337	12 081	1 913	3 207	4 764	2 082	115	6 256	1 137	2 505	2 614
山东省	39	28 004	20 047	2 677	5 611	8 596	2 801	362	7 957	2 242	3 621	2 094
河南省	43	30 612	21 804	2 618	5 907	8 886	4 104	289	8 808	2 102	3 655	3 051
湖北省	46	23 860	15 325	1 658	4 686	6 001	2 574	406	8 535	2 159	4 163	2 213
湖南省	64	25 948	18 800	2 455	5 644	7 257	3 160	284	7 148	2 110	3 021	2 017
广东省	35	32 674	15 449	2 456	4 430	6 053	1 829	681	17 225	4 318	6 319	6 588
广西壮族自治区	19	20 733	8 081	1 302	2 336	3 241	1 182	20	12 652	2 281	4 593	5 778
海南省	13	3 860	2 420	312	627	724	685	72	1 440	344	598	498
重庆市	30	13 051	7 671	926	2 323	3 097	1 067	258	5 380	1 190	2 191	1 999
四川省	33	19 033	13 538	1 482	3 551	5 717	2 600	188	5 495	1 300	2 325	1 870
贵州省	31	10 478	7 629	809	2 389	3 213	972	246	2 849	993	1 274	582
云南省	31	14 681	9 782	1 315	2 829	3 951	1 478	209	4 899	1 514	2 067	1 318
西藏自治区	3	838	680	43	157	342	108	30	158	23	86	49
陕西省	28	17 588	12 069	1 628	2 921	5 043	2 264	213	5 519	1 403	2 527	1 589
甘肃省	25	7 922	6 410	766	1 919	2 353	1 305	67	1 512	464	701	347
青海省	8	4 137	2 025	368	672	624	333	28	2 112	377	726	1 009
宁夏回族自治区	9	4 888	2 177	284	558	829	421	85	2 711	685	970	1 056
新疆维吾尔自治区	24	12 496	6 898	607	2 045	3 043	927	276	5 598	1 197	2 911	1 490

二、科 技 经 费

表 9　各类高等

	学校数(所)	拨入经费					
		合计	科研事业费	主管部门专项费	其他政府部门专项费	企事业单位委托经费	各种收入中转为科技经费
合计	**969**	**103 022 142**	**5 656 242**	**14 359 855**	**40 228 853**	**36 738 006**	**4 980 933**
按学校规格分							
“211”及省部共建高等学校	108	72 033 436	3 362 231	10 097 596	30 012 246	25 970 166	1 841 191
其他本科高等学校	555	30 309 834	2 166 287	4 154 059	10 081 223	10 572 854	3 034 968
高等专科学校	306	678 872	127 724	108 200	135 384	194 986	104 774
按学校隶属分							
部委院校	27	11 724 716	528 309	1 629 781	4 840 324	4 507 222	200 569
教育部直属院校	64	54 484 083	2 508 590	7 690 904	22 952 061	19 274 844	1 344 950
地方院校	878	36 813 343	2 619 343	5 039 170	12 436 468	12 955 940	3 435 414
按学校类型分							
综合大学	211	34 617 370	1 794 975	5 752 310	14 862 760	10 531 413	1 361 662
工科院校	381	52 229 879	2 301 612	5 784 385	17 348 263	24 126 291	2 045 356
农林院校	64	6 132 834	437 486	768 621	3 718 572	895 493	258 707
医药院校	104	4 852 715	632 826	955 201	2 412 280	257 231	569 054
师范院校	146	4 469 097	426 189	937 542	1 649 256	778 736	644 011
其　　他	63	720 247	63 154	161 796	237 722	148 842	102 143

学校科技经费　　单位：千元

其他	支出经费							
	合计	内部支出						转拨给外单位经费
		小计	科研人员费	业务费	固定资产购置费	上缴税金	其他	
1 058 253	**93 006 274**	**85 264 051**	**13 498 481**	**46 810 282**	**16 958 342**	**1 367 673**	**6 629 273**	**7 742 223**
750 006	64 905 967	58 589 375	9 189 100	32 863 670	10 607 413	962 950	4 966 242	6 316 592
300 443	27 482 038	26 074 452	4 180 278	13 678 263	6 206 536	394 691	1 614 684	1 407 586
7 804	618 269	600 224	129 103	268 349	144 393	10 032	48 347	18 045
18 511	10 174 573	8 778 180	1 064 781	5 267 304	1 663 056	146 110	636 929	1 396 393
712 734	49 324 758	44 696 445	7 391 754	24 824 725	7 615 839	731 756	4 132 371	4 628 313
327 008	33 506 943	31 789 426	5 041 946	16 718 253	7 679 447	489 807	1 859 973	1 717 517
314 250	31 326 368	28 891 163	4 877 802	14 991 561	6 070 699	446 859	2 504 242	2 435 205
623 972	46 756 344	42 527 672	6 565 424	24 034 228	7 772 908	784 270	3 370 842	4 228 672
53 955	6 020 228	5 360 005	612 134	3 430 309	910 582	54 179	352 801	660 223
26 123	4 138 437	3 886 331	732 714	1 956 617	979 319	26 927	190 754	252 106
33 363	4 156 355	4 016 940	607 869	2 098 828	1 076 781	48 398	185 064	139 415
6 590	608 542	581 940	102 538	298 739	148 053	7 040	25 570	26 602

	学校数(所)	拨入经费					
		合计	科研事业费	主管部门专项费	其他政府部门专项费	企事业单位委托经费	各种收入中转为科技经费
合计	**969**	**103 022 142**	**5 656 242**	**14 359 855**	**40 228 853**	**36 738 006**	**4 980 933**
北京市	40	17 967 678	843 244	2 603 766	8 012 840	5 765 815	403 316
天津市	14	3 129 300	244 454	362 100	1 083 762	1 279 943	145 887
河北省	37	1 456 596	82 277	111 838	391 227	743 597	126 644
山西省	19	852 789	49 138	74 541	343 506	294 128	91 039
内蒙古自治区	14	432 128	33 081	19 934	275 823	70 305	31 285
辽宁省	43	4 493 214	252 230	404 047	1 232 655	2 288 694	155 628
吉林省	32	2 318 009	179 348	255 546	1 151 525	677 027	38 222
黑龙江省	38	3 638 612	279 728	450 111	1 240 040	1 602 385	65 910
上海市	17	10 477 731	540 070	2 708 600	3 573 874	3 251 414	298 968
江苏省	59	10 445 501	485 032	1 646 741	3 012 918	4 783 700	484 338
浙江省	29	5 702 135	232 147	472 767	2 699 484	1 671 372	601 969
安徽省	71	2 701 071	312 469	601 689	989 040	587 068	191 656
福建省	21	1 577 402	43 994	347 269	745 119	268 721	172 266
江西省	22	1 296 114	54 414	137 638	555 914	419 204	114 534
山东省	42	3 667 651	310 161	470 315	1 388 802	1 253 682	192 183
河南省	43	1 672 591	51 124	163 858	673 786	528 382	218 821
湖北省	53	5 991 768	293 667	623 108	2 676 692	2 176 130	178 082
湖南省	67	3 342 916	166 499	453 269	1 289 855	1 164 650	228 495
广东省	39	5 005 282	293 406	900 678	2 298 635	1 060 108	407 809
广西壮族自治区	19	888 332	84 244	126 818	332 671	256 330	84 662
海南省	13	129 082	13 986	32 682	59 263	10 903	11 245
重庆市	31	1 840 114	109 759	115 989	684 561	703 637	189 808
四川省	38	4 707 243	187 998	172 624	1 490 773	2 625 926	204 565
贵州省	31	377 735	18 989	13 257	215 438	98 769	29 189
云南省	31	710 237	37 156	61 318	331 807	227 877	35 227
西藏自治区	3	49 723	3 778	3 290	41 715	0	940
陕西省	34	6 725 788	366 709	904 316	2 716 970	2 514 085	202 607
甘肃省	27	771 395	26 270	45 480	293 836	363 160	42 649
青海省	8	135 941	21 457	48 731	48 779	6 417	5 172
宁夏回族自治区	10	150 154	14 478	18 140	83 550	10 556	22 524
新疆维吾尔自治区	24	367 910	24 935	9 395	293 993	34 021	5 293

单位：千元

	支出经费							
其他	合计	内部支出						转拨给外单位经费
		小计	科研人员费	业务费	固定资产购置费	上缴税金	其他	
1 058 253	**93 006 274**	**85 264 051**	**13 498 481**	**46 810 282**	**16 958 342**	**1 367 673**	**6 629 273**	**7 742 223**
338 697	16 229 714	13 626 367	1 804 677	8 688 819	2 259 392	236 055	637 424	2 603 347
13 154	3 082 124	3 015 055	560 738	1 679 768	425 431	11 019	338 099	67 069
1 013	1 357 863	1 263 181	134 545	801 393	278 672	11 655	36 916	94 682
437	771 527	755 785	133 896	363 299	176 949	3 192	78 449	15 742
1 700	419 440	363 863	42 934	241 533	61 054	4 044	14 298	55 577
159 960	4 181 855	4 089 592	381 589	2 483 167	667 633	86 777	470 426	92 263
16 341	1 824 205	1 766 720	250 620	1 094 416	230 797	22 864	168 023	57 485
438	3 187 832	2 988 545	403 157	1 802 136	488 879	46 982	247 391	199 287
104 805	8 758 581	8 220 440	1 887 832	4 414 649	1 494 599	57 701	365 659	538 141
32 772	9 037 014	8 176 847	1 226 832	3 970 231	2 458 035	153 619	368 130	860 167
24 396	5 516 299	5 135 655	900 634	2 820 535	1 039 820	64 349	310 317	380 644
19 149	2 340 982	2 216 410	508 459	950 500	519 832	24 222	213 397	124 572
33	1 278 877	1 151 598	132 687	519 733	431 532	15 655	51 991	127 279
14 410	1 264 156	1 173 185	202 151	397 332	425 932	36 369	111 401	90 971
52 508	3 181 463	2 933 005	482 244	1 626 927	548 339	62 874	212 621	248 458
36 620	1 531 730	1 511 351	86 101	941 191	417 790	19 238	47 031	20 379
44 089	5 430 886	5 083 742	583 781	2 613 072	825 731	118 067	943 091	347 144
40 148	3 027 090	2 778 372	390 933	1 521 617	605 075	91 071	169 676	248 718
44 646	4 996 564	4 693 999	696 892	1 738 601	1 173 849	40 293	1 044 364	302 565
3 607	834 924	827 959	132 299	443 066	208 342	9 801	34 451	6 965
1 003	127 697	125 642	7 191	88 560	26 696	1 317	1 878	2 055
36 360	1 787 542	1 703 387	369 758	700 420	415 251	17 837	200 121	84 155
25 357	4 554 796	4 215 434	1 086 143	2 295 883	583 526	90 027	159 855	339 362
2 093	362 926	343 011	57 342	208 698	58 141	4 863	13 967	19 915
16 852	652 333	618 046	67 725	389 791	112 323	3 059	45 148	34 287
0	48 376	40 571	3 639	25 702	6 184	0	5 046	7 805
21 101	6 039 691	5 348 973	776 776	3 363 412	804 942	119 300	284 543	690 718
0	737 722	678 281	82 168	431 004	118 721	14 431	31 957	59 441
5 385	125 164	121 814	33 285	48 567	37 366	296	2 300	3 350
906	93 120	91 239	19 197	41 952	26 934	0	3 156	1 881
273	223 781	205 982	52 256	104 308	30 575	696	18 147	17 799

表 11 部委高等学校

	学校数(所)	拨入经费					
		合计	科研事业费	主管部门专项费	其他政府部门专项费	企事业单位委托经费	各种收入中转为科技经费
合计	**91**	**66 208 799**	**3 036 899**	**9 320 685**	**27 792 385**	**23 782 066**	**1 545 519**
中央办公厅	1	13 581	1 163	3 500	6 762	606	1 550
国家民族事务委员会	6	128 052	15 558	19 156	52 628	19 355	21 355
公安部	2	19 409	3 952	7 016	6 639	680	1 122
工业和信息化部	7	9 506 589	384 145	1 023 857	3 962 036	3 996 935	124 336
交通运输部	1	426 394	49 956	55 615	77 933	242 563	0
教育部	64	54 484 083	2 508 590	7 690 904	22 952 061	19 274 844	1 344 950
中国民用航空局	3	101 351	9 543	20 620	22 403	38 125	10 660
中国地震局	1	12 563	928	5 787	760	4 888	200
国家林业局	1	1 393	217	284	780	70	42
国务院侨务办公室	2	373 129	20 928	28 216	159 274	125 898	38 241
国家安全生产监督管理总局	1	34 410	770	200	4 030	26 432	2 978
中国科学院	1	1 104 671	41 002	463 243	546 957	51 137	0
总装备部	1	3 174	147	2 287	122	533	85

科技经费

单位：千元

其他	支出经费							
	合计	内部支出						转拨给外单位经费
		小计	科研人员费	业务费	固定资产购置费	上缴税金	其他	
731 245	**59 499 331**	**53 474 625**	**8 456 535**	**30 092 029**	**9 278 895**	**877 866**	**4 769 300**	**6 024 706**
0	20 657	20 657	3 133	9 973	7 352	199	0	0
0	104 704	103 279	24 644	43 551	30 071	2 096	2 917	1 425
0	13 822	13 822	4 274	4 647	3 250	10	1 641	0
15 280	8 380 660	7 057 702	727 958	4 397 368	1 317 962	128 302	486 112	1 322 958
327	376 791	373 864	29 407	181 142	98 813	11 679	52 823	2 927
712 734	49 324 758	44 696 445	7 391 754	24 824 725	7 615 839	731 756	4 132 371	4 628 313
0	96 403	89 182	11 766	49 931	15 000	295	12 190	7 221
0	10 578	10 578	1 050	5 560	3 626	92	250	0
0	2 478	2 328	257	1 402	535	0	134	150
572	300 821	286 205	14 404	174 589	59 780	1 639	35 793	14 616
0	28 900	28 900	2 590	19 660	4 450	950	1 250	0
2 332	835 732	788 636	244 693	378 308	121 317	749	43 569	47 096
0	3 027	3 027	605	1 173	900	99	250	0

表 12　地方高等学校

	学校数(所)	拨入经费					
		合计	科研事业费	主管部门专项费	其他政府部门专项费	企事业单位委托经费	各种收入中转为科技经费
合计	**878**	**36 813 343**	**2 619 343**	**5 039 170**	**12 436 468**	**12 955 940**	**3 435 414**
北京市	19	1 991 597	113 607	695 050	478 077	625 681	71 050
天津市	11	883 398	104 656	64 943	283 153	293 686	135 251
河北省	34	1 391 874	76 711	100 265	379 798	711 597	122 490
山西省	19	852 789	49 138	74 541	343 506	294 128	91 039
内蒙古自治区	14	432 128	33 081	19 934	275 823	70 305	31 285
辽宁省	39	1 923 163	156 221	175 687	599 450	775 892	83 014
吉林省	30	762 727	83 392	107 096	320 828	210 813	36 012
黑龙江省	35	1 040 925	172 609	141 023	347 140	326 487	53 358
上海市	11	2 408 045	117 148	514 196	497 554	1 129 840	141 393
江苏省	49	4 025 319	251 100	795 440	1 032 876	1 644 558	300 044
浙江省	27	2 485 190	91 036	289 489	927 594	712 258	464 562
安徽省	69	1 207 028	262 842	135 480	294 663	333 337	163 889
福建省	19	922 355	33 907	279 538	343 652	155 885	109 340
江西省	22	1 296 114	54 414	137 638	555 914	419 204	114 534
山东省	39	1 763 297	206 146	207 409	550 940	610 536	167 505
河南省	43	1 672 591	51 124	163 858	673 786	528 382	218 821
湖北省	46	1 187 951	69 893	95 837	293 777	661 895	64 306
湖南省	64	1 372 263	74 125	101 781	548 667	421 230	215 518
广东省	35	2 229 352	162 782	242 918	1 105 401	422 744	273 210
广西壮族自治区	19	888 332	84 244	126 818	332 671	256 330	84 662
海南省	13	129 082	13 986	32 682	59 263	10 903	11 245
重庆市	29	808 220	67 450	62 614	333 615	219 960	122 703
四川省	33	1 372 680	77 614	68 781	383 318	689 882	143 048
贵州省	31	377 735	18 989	13 257	215 438	98 769	29 189
云南省	31	710 237	37 156	61 318	331 807	227 877	35 227
西藏自治区	3	49 723	3 778	3 290	41 715	0	940
陕西省	28	1 560 962	77 828	256 085	319 631	813 891	92 926
甘肃省	25	442 522	15 726	9 481	149 559	239 892	27 864
青海省	8	135 941	21 457	48 731	48 779	6 417	5 172
宁夏回族自治区	9	121 893	12 248	4 595	74 080	9 540	20 524
新疆维吾尔自治区	24	367 910	24 935	9 395	293 993	34 021	5 293

科技经费

单位：千元

其他	支出经费							
	合计	内部支出						转拨给外单位经费
		小计	科研人员费	业务费	固定资产购置费	上缴税金	其他	
327 008	**33 506 943**	**31 789 426**	**5 041 946**	**16 718 253**	**7 679 447**	**489 807**	**1 859 973**	**1 717 517**
8 132	1 749 373	1 527 089	186 654	836 415	434 864	31 579	37 577	222 284
1 709	890 758	867 794	154 430	509 971	158 297	10 974	34 122	22 964
1 013	1 305 541	1 210 859	126 695	771 896	267 870	10 613	33 785	94 682
437	771 527	755 785	133 896	363 299	176 949	3 192	78 449	15 742
1 700	419 440	363 863	42 934	241 533	61 054	4 044	14 298	55 577
132 899	1 739 089	1 682 931	198 472	1 027 575	204 647	34 850	217 387	56 158
4 586	648 146	639 523	109 655	235 276	169 099	13 662	111 831	8 623
308	1 044 112	999 055	221 502	575 255	155 212	16 017	31 069	45 057
7 914	2 191 576	2 075 342	448 232	1 112 153	426 774	26 648	61 535	116 234
1 301	3 628 002	3 439 902	424 061	1 688 915	1 167 261	54 091	105 574	188 100
251	2 133 889	2 088 526	361 570	1 061 423	497 446	33 485	134 602	45 363
16 817	1 115 608	1 049 932	245 141	389 085	326 165	14 973	74 568	65 676
33	770 101	728 124	112 086	345 930	245 162	3 415	21 531	41 977
14 410	1 264 156	1 173 185	202 151	397 332	425 932	36 369	111 401	90 971
20 761	1 513 479	1 462 168	296 504	658 731	409 395	16 724	80 814	51 311
36 620	1 531 730	1 511 351	86 101	941 191	417 790	19 238	47 031	20 379
2 243	1 120 282	1 103 432	147 505	613 727	267 853	24 602	49 745	16 850
10 942	1 278 983	1 202 302	162 576	684 725	279 467	21 173	54 361	76 681
22 297	2 082 356	1 915 308	312 745	855 777	461 889	19 474	265 423	167 048
3 607	834 924	827 959	132 299	443 066	208 342	9 801	34 451	6 965
1 003	127 697	125 642	7 191	88 560	26 696	1 317	1 878	2 055
1 878	762 409	712 398	197 489	326 716	139 743	9 627	38 823	50 011
10 037	1 327 278	1 260 955	231 628	762 899	180 957	28 811	56 660	66 323
2 093	362 926	343 011	57 342	208 698	58 141	4 863	13 967	19 915
16 852	652 333	618 046	67 725	389 791	112 323	3 059	45 148	34 287
0	48 376	40 571	3 639	25 702	6 184	0	5 046	7 805
601	1 304 058	1 247 984	204 594	712 611	246 484	25 501	58 794	56 074
0	454 485	404 450	67 892	256 154	53 116	10 713	16 575	50 035
5 385	125 164	121 814	33 285	48 567	37 366	296	2 300	3 350
906	85 364	84 143	13 696	40 972	26 394	0	3 081	1 221
273	223 781	205 982	52 256	104 308	30 575	696	18 147	17 799

表 13　各类高等学校研究与发展经费　　单位：千元

	合计		基础研究		应用研究		试验发展	
	当年拨入	当年支出	当年拨入	当年支出	当年拨入	当年支出	当年拨入	当年支出
合计	**66 273 726**	**52 411 500**	**21 328 225**	**16 162 146**	**34 910 430**	**28 408 699**	**10 035 071**	**7 840 655**
按学校规格分								
"211"及省部共建高等学校	47 560 379	37 677 931	15 334 632	11 872 339	24 840 374	20 171 990	7 385 373	5 633 602
其他本科高等学校	18 419 228	14 502 702	5 957 798	4 270 838	9 848 431	8 052 115	2 612 999	2 179 749
高等专科学校	294 119	230 867	35 795	18 969	221 625	184 594	36 699	27 304
按学校隶属分								
部委院校	8 751 763	6 322 154	2 114 456	1 672 997	4 829 625	3 740 657	1 807 682	908 500
教育部直属院校	35 358 744	28 520 804	11 955 424	9 223 718	18 235 098	14 934 148	5 168 222	4 362 938
地方院校	22 163 219	17 568 542	7 258 345	5 265 431	11 845 707	9 733 894	3 059 167	2 569 217
按学校类型分								
综合大学	21 496 077	17 031 510	8 779 891	6 828 929	9 653 798	7 565 891	3 062 388	2 636 690
工科院校	34 621 798	27 474 190	8 091 717	6 166 032	20 381 301	16 756 432	6 148 780	4 551 726
农林院校	4 303 172	3 576 404	1 544 099	1 162 393	2 431 493	2 143 147	327 580	270 864
医药院校	2 888 370	1 914 831	1 524 785	975 809	1 162 540	820 875	201 045	118 147
师范院校	2 614 541	2 167 472	1 291 313	960 906	1 071 624	979 609	251 604	226 957
其　他	349 768	247 093	96 420	68 077	209 674	142 745	43 674	36 271

表 14　分地区高等学校研究与发展经费　　单位：千元

	合计		基础研究		应用研究		试验发展	
	当年拨入	当年支出	当年拨入	当年支出	当年拨入	当年支出	当年拨入	当年支出
合计	**66 273 726**	**52 411 500**	**21 328 225**	**16 162 146**	**34 910 430**	**28 408 699**	**10 035 071**	**7 840 655**
北京市	13 357 320	10 330 075	3 867 121	2 849 271	7 973 702	6 480 327	1 516 497	1 000 477
天津市	2 258 174	2 080 400	799 338	733 905	1 183 365	1 095 580	275 471	250 915
河北省	644 653	553 151	268 883	218 394	339 876	299 718	35 894	35 039
山西省	594 960	488 946	183 410	142 425	362 177	305 421	49 373	41 100
内蒙古自治区	363 888	260 312	127 588	73 669	179 214	142 082	57 086	44 561
辽宁省	2 929 690	2 545 084	672 936	566 112	1 864 677	1 626 321	392 077	352 651
吉林省	1 844 653	1 435 390	746 668	585 937	839 249	642 114	258 736	207 339
黑龙江省	2 640 988	2 239 509	965 198	802 028	1 498 666	1 283 756	177 124	153 725
上海市	5 069 129	3 622 317	1 801 296	1 223 258	2 634 817	1 914 909	633 016	484 150
江苏省	6 034 517	4 869 490	2 188 428	1 674 806	2 772 635	2 249 851	1 073 454	944 833
浙江省	3 371 018	2 773 415	1 111 180	876 369	1 833 879	1 527 172	425 959	369 874
安徽省	1 523 405	1 158 636	746 189	524 681	504 445	375 121	272 771	258 834
福建省	832 779	638 435	188 262	124 744	556 685	431 233	87 832	82 458
江西省	856 793	695 957	240 668	199 960	379 687	328 386	236 438	167 611
山东省	2 354 296	1 753 118	874 138	628 953	967 980	728 366	512 178	395 799
河南省	1 136 255	995 205	393 679	363 593	551 646	463 299	190 930	168 313
湖北省	3 970 283	3 221 999	926 262	730 215	2 156 233	1 712 367	887 788	779 417
湖南省	2 144 629	1 617 954	551 856	392 528	1 346 211	1 018 882	246 562	206 544
广东省	2 951 539	2 203 572	1 371 406	965 938	1 227 275	993 620	352 858	244 014
广西壮族自治区	529 419	381 371	265 974	163 856	231 974	186 331	31 471	31 184
海南省	72 587	61 241	41 975	36 081	27 845	22 532	2 767	2 628
重庆市	914 845	720 440	425 275	328 079	335 041	270 827	154 529	121 534
四川省	4 012 100	3 724 274	902 427	739 037	2 388 173	2 276 644	721 500	708 593
贵州省	324 828	317 898	127 282	119 803	196 860	195 631	686	2 464
云南省	564 268	436 237	220 490	165 211	319 229	248 652	24 549	22 374
西藏自治区	32 419	30 320	9 858	5 016	22 561	25 304	0	0
陕西省	3 784 747	2 439 300	893 232	643 984	1 617 098	1 163 681	1 274 417	631 635
甘肃省	686 092	557 819	185 721	161 155	389 320	287 607	111 051	109 057
青海省	43 081	19 566	20 775	7 692	14 751	8 199	7 555	3 675
宁夏回族自治区	102 401	65 074	57 963	35 912	39 611	25 678	4 827	3 484
新疆维吾尔自治区	327 970	174 995	152 747	79 534	155 548	79 088	19 675	16 373

表 15 部委高等学校研究与发展经费 单位：千元

	合计		基础研究		应用研究		试验发展	
	当年拨入	当年支出	当年拨入	当年支出	当年拨入	当年支出	当年拨入	当年支出
合计	**44 110 507**	**34 842 958**	**14 069 880**	**10 896 715**	**23 064 723**	**18 674 805**	**6 975 904**	**5 271 438**
中央办公厅	8 460	6 564	1 954	1 354	6 506	5 210	0	0
国家民族事务委员会	83 604	63 465	40 396	29 959	42 592	32 918	616	588
公安部	4 209	1 937	583	283	3 103	1 354	523	300
工业和信息化部	7 444 825	5 317 154	1 504 774	1 225 330	4 149 778	3 201 552	1 790 273	890 272
交通运输部	293 548	272 368	38 559	36 012	254 965	236 332	24	24
教育部	35 358 744	28 520 804	11 955 424	9 223 718	18 235 098	14 934 148	5 168 222	4 362 938
中国民用航空局	72 997	60 673	6 677	5 945	65 247	52 447	1 073	2 281
中国地震局	9 959	9 578	1 540	1 190	8 419	8 388	0	0
国家林业局	1 096	901	230	162	866	739	0	0
国务院侨务办公室	285 040	207 693	98 894	67 164	171 403	125 857	14 743	14 672
国家安全生产监督管理总局	28 876	24 846	1 771	777	26 885	23 877	220	192
中国科学院	516 390	354 216	419 074	304 817	97 106	49 228	210	171
总装备部	2 759	2 759	4	4	2 755	2 755	0	0

表 16　地方高等学校研究与发展经费　　单位：千元

	合计		基础研究		应用研究		试验发展	
	当年拨入	当年支出	当年拨入	当年支出	当年拨入	当年支出	当年拨入	当年支出
合计	**22 163 219**	**17 568 542**	**7 258 345**	**5 265 431**	**11 845 707**	**9 733 894**	**3 059 167**	**2 569 217**
北京市	1 140 626	963 103	252 840	162 121	820 682	729 570	67 104	71 412
天津市	559 727	479 776	121 318	92 331	238 039	204 142	200 370	183 303
河北省	603 039	517 460	264 989	216 144	302 899	266 769	35 151	34 547
山西省	594 960	488 946	183 410	142 425	362 177	305 421	49 373	41 100
内蒙古自治区	363 888	260 312	127 588	73 669	179 214	142 082	57 086	44 561
辽宁省	1 361 208	1 083 821	275 537	168 099	884 000	736 093	201 671	179 629
吉林省	553 764	380 390	192 871	122 322	306 697	216 416	54 196	41 652
黑龙江省	653 841	528 396	271 727	187 835	353 288	313 730	28 826	26 831
上海市	1 224 149	944 587	247 101	156 790	806 263	649 057	170 785	138 740
江苏省	2 170 085	1 867 174	841 709	718 564	886 535	750 644	441 841	397 966
浙江省	1 298 125	932 958	438 303	296 090	639 090	470 872	220 732	165 996
安徽省	654 035	466 672	304 393	197 923	279 675	204 046	69 967	64 703
福建省	404 524	349 212	67 016	40 453	287 647	257 114	49 861	51 645
江西省	856 793	695 957	240 668	199 960	379 687	328 386	236 438	167 611
山东省	993 221	713 383	388 509	264 144	511 179	388 189	93 533	61 050
河南省	1 136 255	995 205	393 679	363 593	551 646	463 299	190 930	168 313
湖北省	836 340	708 190	157 113	124 603	532 319	449 247	146 908	134 340
湖南省	876 218	662 454	275 701	204 772	528 444	402 561	72 073	55 121
广东省	1 279 993	895 084	614 816	419 468	512 210	390 058	152 967	85 558
广西壮族自治区	529 419	381 371	265 974	163 856	231 974	186 331	31 471	31 184
海南省	72 587	61 241	41 975	36 081	27 845	22 532	2 767	2 628
重庆市	486 711	365 556	148 631	87 014	190 476	161 595	147 604	116 947
四川省	1 030 878	925 359	286 009	228 704	672 897	615 211	71 972	81 444
贵州省	324 828	317 898	127 282	119 803	196 860	195 631	686	2 464
云南省	564 268	436 237	220 490	165 211	319 229	248 652	24 549	22 374
西藏自治区	32 419	30 320	9 858	5 016	22 561	25 304	0	0
陕西省	704 442	509 908	211 037	144 736	383 467	287 163	109 938	78 009
甘肃省	394 990	355 693	58 170	41 944	238 509	217 192	98 311	96 557
青海省	43 081	19 566	20 775	7 692	14 751	8 199	7 555	3 675
宁夏回族自治区	90 835	57 318	56 109	34 534	29 899	19 300	4 827	3 484
新疆维吾尔自治区	327 970	174 995	152 747	79 534	155 548	79 088	19 675	16 373

表 17　各类高等学校 R&D 成果应用及科技服务经费　　单位：千元

	合计		R&D 成果应用		科技服务	
	当年拨入	当年支出	当年拨入	当年支出	当年拨入	当年支出
合计	**15 056 395**	**12 459 236**	**8 515 814**	**7 248 724**	**6 540 581**	**5 210 512**
按学校规格分						
“211”及省部共建高等学校	10 470 589	8 562 308	6 050 750	5 171 539	4 419 839	3 390 769
其他本科高等学校	4 464 247	3 799 370	2 439 099	2 056 886	2 025 148	1 742 484
高等专科学校	121 559	97 558	25 965	20 299	95 594	77 259
按学校隶属分						
部委院校	1 099 339	888 283	748 108	612 476	351 231	275 807
教育部直属院校	8 201 474	6 606 045	4 540 360	3 845 268	3 661 114	2 760 777
地方院校	5 755 582	4 964 908	3 227 346	2 790 980	2 528 236	2 173 928
按学校类型分						
综合大学	4 573 098	3 715 046	2 589 025	2 161 970	1 984 073	1 553 076
工科院校	9 188 485	7 736 909	5 190 826	4 530 564	3 997 659	3 206 345
农林院校	718 626	521 636	374 687	246 334	343 939	275 302
医药院校	101 825	73 449	68 332	48 201	33 493	25 248
师范院校	389 364	339 320	265 453	245 064	123 911	94 256
其　　他	84 997	72 876	27 491	16 591	57 506	56 285

表 18　分地区高等学校 R&D 成果应用及科技服务经费　　单位：千元

	合计		R&D 成果应用		科技服务	
	当年拨入	当年支出	当年拨入	当年支出	当年拨入	当年支出
合计	**15 056 395**	**12 459 236**	**8 515 814**	**7 248 724**	**6 540 581**	**5 210 512**
北京市	1 635 260	1 332 896	1 157 222	1 000 909	478 038	331 987
天津市	381 030	186 227	123 240	79 074	257 790	107 153
河北省	608 320	556 296	464 868	433 985	143 452	122 311
山西省	48 755	44 488	43 772	40 302	4 983	4 186
内蒙古自治区	17 085	45 201	10 605	39 845	6 480	5 356
辽宁省	929 670	920 127	400 041	385 389	529 629	534 738
吉林省	85 294	67 122	50 491	40 617	34 803	26 505
黑龙江省	545 561	439 877	251 681	199 436	293 880	240 441
上海市	1 841 575	1 565 510	1 354 705	1 129 099	486 870	436 411
江苏省	2 084 941	1 748 719	895 131	785 883	1 189 810	962 836
浙江省	908 474	746 572	459 976	395 589	448 498	350 983
安徽省	90 803	63 829	63 574	38 970	27 229	24 859
福建省	316 255	222 455	278 998	197 152	37 257	25 303
江西省	274 288	243 304	54 677	47 076	219 611	196 228
山东省	446 823	347 064	170 867	140 959	275 956	206 105
河南省	423 332	388 796	298 676	277 768	124 656	111 028
湖北省	796 721	611 503	414 261	332 892	382 460	278 611
湖南省	508 318	315 978	137 185	98 831	371 133	217 147
广东省	735 563	599 626	409 383	319 311	326 180	280 315
广西壮族自治区	156 933	158 393	120 461	121 291	36 472	37 102
海南省	1 181	1 045	1 181	1 045	0	0
重庆市	651 015	598 444	567 266	518 688	83 749	79 756
四川省	226 695	175 580	116 406	79 600	110 289	95 980
贵州省	9 194	13 271	2 041	2 238	7 153	11 033
云南省	38 023	33 946	19 683	14 139	18 340	19 807
西藏自治区	106	385	106	385	0	0
陕西省	1 237 545	995 456	604 520	501 946	633 025	493 510
甘肃省	15 451	15 409	6 809	6 963	8 642	8 446
青海省	29 653	13 263	26 993	12 051	2 660	1 212
宁夏回族自治区	45	16	45	16	0	0
新疆维吾尔自治区	12 486	8 438	10 950	7 275	1 536	1 163

表 19　部委高等学校 R&D 成果应用及科技服务经费　　单位：千元

	合计		R&D 成果应用		科技服务	
	当年拨入	当年支出	当年拨入	当年支出	当年拨入	当年支出
合计	**9 300 813**	**7 494 328**	**5 288 468**	**4 457 744**	**4 012 345**	**3 036 584**
国家民族事务委员会	8 679	6 557	4 022	1 670	4 657	4 887
公安部	7 216	989	7 216	989	0	0
工业和信息化部	1 017 043	834 114	708 764	601 557	308 279	232 557
交通运输部	30 490	28 050	0	0	30 490	28 050
教育部	8 201 474	6 606 045	4 540 360	3 845 268	3 661 114	2 760 777
中国民用航空局	2 182	3 030	2 182	3 030	0	0
国家林业局	200	120	200	120	0	0
国务院侨务办公室	7 379	9 453	2 910	1 910	4 469	7 543
国家安全生产监督管理总局	4 038	2 914	1 070	507	2 968	2 407
中国科学院	21 844	2 788	21 744	2 693	100	95
总装备部	268	268	0	0	268	268

表 20　地方高等学校 R&D 成果应用及科技服务经费　　单位：千元

	合计		R&D 成果应用		科技服务	
	当年拨入	当年支出	当年拨入	当年支出	当年拨入	当年支出
合计	**5 755 582**	**4 964 908**	**3 227 346**	**2 790 980**	**2 528 236**	**2 173 928**
北京市	86 668	80 737	75 307	71 510	11 361	9 227
天津市	45 592	38 192	41 027	34 162	4 565	4 030
河北省	597 066	552 393	456 582	432 489	140 484	119 904
山西省	48 755	44 488	43 772	40 302	4 983	4 186
内蒙古自治区	17 085	45 201	10 605	39 845	6 480	5 356
辽宁省	234 839	257 839	49 368	63 150	185 471	194 689
吉林省	26 857	18 216	17 811	11 808	9 046	6 408
黑龙江省	97 289	88 886	23 225	19 064	74 064	69 822
上海市	491 554	403 742	400 288	322 533	91 266	81 209
江苏省	706 298	619 659	350 658	307 458	355 640	312 201
浙江省	367 221	283 042	112 628	85 446	254 593	197 596
安徽省	68 959	61 041	41 830	36 277	27 129	24 764
福建省	164 107	115 933	127 050	90 770	37 057	25 163
江西省	274 288	243 304	54 677	47 076	219 611	196 228
山东省	255 186	193 613	131 986	104 271	123 200	89 342
河南省	423 332	388 796	298 676	277 768	124 656	111 028
湖北省	184 291	157 642	112 543	94 297	71 748	63 345
湖南省	186 396	153 937	98 187	76 271	88 209	77 666
广东省	412 095	334 973	227 546	176 360	184 549	158 613
广西壮族自治区	156 933	158 393	120 461	121 291	36 472	37 102
海南省	1 181	1 045	1 181	1 045	0	0
重庆市	163 727	151 236	108 511	98 470	55 216	52 766
四川省	137 718	95 190	83 680	48 096	54 038	47 094
贵州省	9 194	13 271	2 041	2 238	7 153	11 033
云南省	38 023	33 946	19 683	14 139	18 340	19 807
西藏自治区	106	385	106	385	0	0
陕西省	510 404	397 633	178 598	153 105	331 806	244 528
甘肃省	8 234	10 458	1 331	2 012	6 903	8 446
青海省	29 653	13 263	26 993	12 051	2 660	1 212
宁夏回族自治区	45	16	45	16	0	0
新疆维吾尔自治区	12 486	8 438	10 950	7 275	1 536	1 163

三、科 技 机 构

表 21 各类高等学校研究与发展机构

	机构数(个)	从事研究与发展人员(人年)					研究项目			
		合计	职称状况				项目数(项)	当年投入人数(人年)	培养研究生(人)	当年支出经费(千元)
			高级职称	中级职称	初级职称	其他				
合计	**5 564**	**84 577**	**47 074**	**25 682**	**8 662**	**3 161**	**140 617**	**84 577**	**268 538**	**29 797 505**
按学校规格分										
“211”及省部共建高等学校	2 574	50 786	29 721	14 322	4 517	2 227	89 186	50 786	192 789	19 998 536
其他本科高等学校	2 900	33 336	17 167	11 178	4 068	924	50 858	33 336	75 729	9 764 884
高等专科学校	90	455	186	182	77	10	573	455	20	34 085
按学校隶属分										
部委院校	331	6 157	3 632	1 831	488	206	10 337	6 157	26 582	3 410 424
教育部直属院校	1 836	37 482	21 914	10 422	3 409	1 736	68 929	37 482	141 655	15 148 331
地方院校	3 397	40 938	21 527	13 428	4 765	1 219	61 351	40 938	100 301	11 238 750
按学校类型分										
综合大学	1 520	29 084	16 726	8 165	3 056	1 137	46 344	29 084	84 912	8 630 917
工科院校	2 229	35 822	20 423	11 123	2 969	1 306	62 157	35 822	130 166	17 433 797
农林院校	607	5 231	2 871	1 554	568	238	11 849	5 231	16 885	1 927 875
医药院校	698	8 962	3 806	3 154	1 636	366	10 574	8 962	17 433	735 927
师范院校	440	4 754	2 878	1 409	365	102	8 600	4 754	17 751	975 984
其　他	70	725	369	277	67	13	1 093	725	1 391	93 005

表 22　分地区高等学校研究与发展机构

	机构数(个)	从事研究与发展人员(人年)					研究项目			
		合计	职称状况				项目数(项)	当年投入人数(人年)	培养研究生(人)	当年支出经费(千元)
			高级职称	中级职称	初级职称	其他				
合计	**5 564**	**84 578**	**47 077**	**25 681**	**8 664**	**3 163**	**140 617**	**84 578**	**268 538**	**29 797 505**
北京市	456	9 361	5 619	2 663	658	421	19 738	9 361	41 875	5 810 278
天津市	135	3 378	2 100	944	255	79	4 647	3 378	9 528	835 064
河北省	120	1 343	836	420	67	20	2 199	1 343	3 206	314 566
山西省	63	794	460	259	47	27	949	794	2 509	166 312
内蒙古自治区	65	454	208	155	85	7	797	454	1 092	92 179
辽宁省	503	4 998	2 685	1 653	520	140	7 258	4 998	15 595	1 149 183
吉林省	201	3 152	1 614	978	459	101	3 221	3 152	7 335	353 197
黑龙江省	208	3 646	1 919	1 084	446	198	4 187	3 646	10 126	1 024 600
上海市	216	6 261	3 668	1 622	671	301	9 541	6 261	19 147	1 432 216
江苏省	447	6 831	3 888	2 102	642	198	11 830	6 831	24 449	2 419 112
浙江省	169	3 431	1 907	1 027	313	185	7 035	3 431	10 256	1 322 005
安徽省	249	2 947	1 575	904	311	157	3 686	2 947	5 617	694 938
福建省	179	1 617	647	575	353	42	2 720	1 617	5 791	389 993
江西省	110	1 030	470	386	153	22	1 669	1 030	1 482	321 532
山东省	339	5 618	3 326	1 576	488	228	8 055	5 618	11 225	1 071 416
河南省	119	1 095	575	344	128	47	1 532	1 095	3 753	274 154
湖北省	304	4 187	2 280	1 454	297	157	10 137	4 187	19 621	1 872 587
湖南省	193	4 100	1 970	1 233	817	80	5 178	4 100	10 671	4 166 342
广东省	384	4 221	2 358	1 228	405	230	8 064	4 221	13 640	1 098 910
广西壮族自治区	109	1 807	1 129	514	127	37	2 524	1 807	6 776	215 697
海南省	33	93	50	31	8	5	111	93	840	9 949
重庆市	197	2 278	1 264	750	179	85	4 599	2 278	5 804	1 067 971
四川省	277	4 900	2 588	1 540	591	181	8 578	4 900	9 776	1 879 359
贵州省	43	334	188	108	32	6	795	334	1 433	59 591
云南省	96	1 063	594	355	90	24	1 546	1 063	2 708	134 683
西藏自治区	7	100	44	38	17	1	61	100	39	2 326
陕西省	202	3 765	2 166	1 128	309	163	7 580	3 765	18 712	1 328 620
甘肃省	74	734	404	246	77	7	1 145	734	3 823	219 028
青海省	17	397	226	119	48	6	154	397	369	17 922
宁夏回族自治区	22	232	97	100	35	0	330	232	112	10 493
新疆维吾尔自治区	27	411	222	145	36	8	751	411	1 228	43 282

表 23　部委高等学校研究与发展机构

	机构数(个)	从事研究与发展人员(人年)					研究项目			
		合计	职称状况				项目数(项)	当年投入人数(人年)	培养研究生(人)	当年支出经费（千元）
			高级职称	中级职称	初级职称	其他				
合计	**2 167**	**43 641**	**25 547**	**12 254**	**3 898**	**1 942**	**79 266**	**43 641**	**168 237**	**18 558 755**
国家民族事务委员会	17	204	86	85	32	1	396	204	373	14 341
公安部	2	55	31	21	2	1	9	55	46	2 350
工业和信息化部	219	3 893	2 304	1 200	292	98	7 186	3 893	21 622	2 764 408
交通运输部	21	320	190	88	33	9	552	320	1 024	165 527
教育部	1 836	37 482	21 914	10 422	3 409	1 736	68 929	37 482	141 655	15 148 331
中国民用航空局	9	114	54	48	10	3	183	114	425	36 996
国家林业局	1	2	1	1	0	0	1	2	0	187
国务院侨务办公室	38	601	332	184	66	18	733	601	1 053	38 193
中国科学院	24	970	635	205	54	76	1 277	970	2 039	388 422

表 24 地方高等学校研究与发展机构

	机构数(个)	从事研究与发展人员(人年)					研究项目			
		合计	职称状况				项目数(项)	当年投入人数(人年)	培养研究生(人)	当年支出经费 (千元)
			高级职称	中级职称	初级职称	其他				
合计	**3 397**	**40 939**	**21 529**	**13 430**	**4 767**	**1 221**	**61 351**	**40 939**	**100 301**	**11 238 750**
北京市	76	1 353	716	450	144	43	2 288	1 353	2 901	399 491
天津市	70	1 406	687	507	172	40	1 610	1 406	2 692	177 019
河北省	118	1 288	805	399	65	19	2 190	1 288	3 160	312 216
山西省	63	794	460	259	47	27	949	794	2 509	166 312
内蒙古自治区	65	454	208	155	85	7	797	454	1 092	92 179
辽宁省	356	3 502	1 898	1 177	376	51	3 912	3 502	6 885	383 820
吉林省	100	1 433	687	495	233	18	1 443	1 433	3 428	140 983
黑龙江省	145	1 884	839	574	278	194	2 457	1 884	2 837	287 474
上海市	47	1 134	623	313	165	34	1 549	1 134	2 913	192 841
江苏省	224	3 351	1 727	1 159	398	67	5 451	3 351	8 293	949 320
浙江省	95	1 524	754	567	162	41	3 037	1 524	4 660	395 748
安徽省	189	1 831	882	634	252	63	2 315	1 831	3 425	276 236
福建省	144	1 281	479	461	306	35	2 262	1 281	4 147	220 565
江西省	110	1 030	470	386	153	22	1 669	1 030	1 482	321 532
山东省	230	3 136	1 739	925	330	142	4 271	3 136	5 595	552 258
河南省	119	1 095	575	344	128	47	1 532	1 095	3 753	274 154
湖北省	99	835	399	364	66	7	1 805	835	1 895	255 944
湖南省	137	2 079	1 232	571	221	55	3 611	2 079	4 367	3 666 357
广东省	245	2 018	1 103	640	200	75	3 555	2 018	6 079	415 964
广西壮族自治区	109	1 807	1 129	514	127	37	2 524	1 807	6 776	215 697
海南省	33	93	50	31	8	5	111	93	840	9 949
重庆市	98	1 198	632	404	138	25	1 929	1 198	3 054	377 361
四川省	160	2 048	1 118	626	248	56	3 274	2 048	4 273	485 734
贵州省	43	334	188	108	32	6	795	334	1 433	59 591
云南省	96	1 063	594	355	90	24	1 546	1 063	2 708	134 683
西藏自治区	7	100	44	38	17	1	61	100	39	2 326
陕西省	111	1 531	756	540	175	60	2 762	1 531	5 038	237 885
甘肃省	47	366	197	114	49	6	581	366	2 328	165 164
青海省	17	397	226	119	48	6	154	397	369	17 922
宁夏回族自治区	17	163	90	56	18	0	160	163	102	8 743
新疆维吾尔自治区	27	411	222	145	36	8	751	411	1 228	43 282

表 25　高等学校研究与发展机构(概况)学科分布

学科类别	机构数(所)	从业人员(人)	研究与发展人员(人年)					培养研究生(人)	当年支出经费(千元)	承担项目数(项)
			合计	职称状况						
				高级职称	中级职称	初级职称	其他			
合计	**5 564**	**150 848**	**84 582**	**47 075**	**25 682**	**8 664**	**3 164**	**268 538**	**29 797 505**	**140 617**
数学	36	813	517	344	119	36	18	2 513	38 048	629
信息科学与系统科学	79	2 932	1 332	802	437	73	21	5 332	376 997	2 255
力学	27	928	575	378	144	43	11	2 961	379 654	1 453
物理学	143	4 328	2 581	1 699	646	149	87	8 665	879 055	4 136
化学	250	6 358	3 597	2 343	900	261	94	12 366	848 013	6 220
天文学	5	70	60	36	18	5	1	105	18 845	81
地球科学	147	4 547	2 712	1 689	790	179	53	10 300	1 099 257	6 269
生物学	375	9 397	5 209	3 020	1 483	425	282	17 672	1 736 768	8 677
心理学	11	281	169	114	52	3	0	1 157	57 463	211
农学	350	6 813	3 184	1 748	985	295	157	10 480	1 086 316	6 937
林学	71	1 553	951	520	297	106	28	2 266	147 224	1 434
畜牧、兽医科学	140	3 093	1 436	790	403	184	59	4 312	449 034	2 691
水产学	32	857	516	312	154	33	16	1 172	116 929	926
基础医学	176	4 489	2 898	1 400	966	418	113	6 139	484 560	3 858
临床医学	368	11 845	6 896	2 634	2 472	1 392	398	10 318	735 075	6 448
预防医学与公共卫生学	40	1 195	693	355	200	82	56	1 804	125 485	1 018
军事医学与特种医学	4	106	72	35	25	9	3	134	6 647	70
药学	126	3 777	2 042	1 000	694	247	101	4 910	411 041	2 750
中医学与中药学	333	5 568	3 014	1 351	1 088	517	59	5 279	302 248	4 025
工程与技术科学基础学科	20	591	350	213	106	24	7	1 233	345 666	972
信息与系统科学相关工程与技术	47	1 234	736	426	229	52	29	2 296	226 886	986
自然科学相关工程与技术	54	1 720	972	568	302	74	28	2 985	538 541	2 005
测绘科学技术	24	861	503	278	143	77	5	1 494	174 644	1 165
材料科学	398	12 990	7 380	4 220	2 069	758	333	24 055	2 587 758	11 801
矿山工程技术	119	3 037	1 845	1 078	531	194	41	6 278	561 467	3 649
冶金工程技术	46	1 406	722	298	259	150	14	2 170	260 358	975
机械工程	354	9 363	5 171	2 921	1 610	473	166	18 051	2 166 720	8 279
动力与电气工程	155	4 968	3 144	1 962	891	226	64	10 022	953 750	5 327
能源科学技术	103	2 284	1 329	747	378	165	40	3 810	3 570 688	1 897

续表

学科类别	机构数(所)	从业人员(人)	研究与发展人员(人年)					培养研究生(人)	当年支出经费(千元)	承担项目数(项)
			合计	职称状况						
				高级职称	中级职称	初级职称	其他			
核科学技术	20	1 266	754	362	263	74	56	834	456 094	535
电子与通信技术	336	9 955	5 698	3 126	1 848	504	220	24 022	2 137 879	9 055
计算机科学技术	229	6 128	3 380	1 867	1 069	300	145	10 602	1 112 050	5 334
化学工程	202	4 932	2 869	1 797	792	209	72	12 226	1 146 442	5 617
产品应用相关工程与技术	17	512	271	153	84	30	4	728	158 431	423
纺织科学技术	53	1 554	780	456	232	60	32	2 507	194 809	1 364
食品科学技术	115	2 238	1 051	579	336	106	31	2 259	284 338	1 915
土木建筑工程	149	4 699	2 580	1 570	738	191	80	9 555	595 343	5 087
水利工程	43	1 305	761	516	198	40	7	2 716	481 276	1 799
交通运输工程	121	4 209	2 266	1 246	671	249	101	7 934	752 133	4 409
航空、航天科学技术	32	1 407	699	433	209	21	35	3 784	701 706	1 449
环境科学技术及资源科学技术	144	3 724	2 039	1 242	566	160	71	8 124	765 744	5 193
安全科学技术	24	656	399	213	130	36	21	1 592	203 645	695
管理学	13	256	114	57	48	8	1	273	17 931	163
语言学	2	61	19	12	7	1	0	113	2 050	43
艺术学	4	63	33	26	6	1	0	98	16 404	50
考古学	1	30	30	17	13	0	0	164	9 160	20
经济学	7	84	58	32	19	6	0	274	1 824	66
法学	3	47	11	6	3	1	0	46	341	15
社会学	1	9	9	4	3	2	0	0	2 500	3
民族学与文化学	1	13	11	7	3	1	0	2	510	1
教育学	8	227	115	60	41	10	4	318	65 925	179
体育科学	5	63	23	11	10	2	0	64	4 233	48
统计学	1	6	6	2	2	2	0	24	1 600	10

表 26　高等学校其他科技机构(概况)学科分布

学科类别	机构数(所)	从业人员(人)	研究与发展人员(人年)					培养研究生(人)	当年支出经费(千元)	承担项目数(项)
			合计	职称状况						
				高级职称	中级职称	初级职称	其他			
合计	**310**	**7 272**	**4 118**	**1 899**	**1 332**	**761**	**129**	**6 288**	**707 525**	**4 230**
数学	5	81	47	26	13	4	4	85	5 061	60
信息科学与系统科学	5	59	36	13	10	10	2	25	81 770	101
物理学	3	32	13	7	4	2	0	35	4 700	15
化学	5	123	92	61	23	8	0	165	30 000	321
地球科学	12	316	141	81	39	16	4	634	72 424	266
生物学	25	551	293	140	105	35	13	495	23 305	315
农学	11	155	92	42	29	11	10	141	18 826	135
林学	9	299	156	72	42	29	13	149	22 291	265
畜牧、兽医科学	14	226	90	45	32	12	2	150	18 162	140
水产学	3	58	26	10	11	0	5	20	1 010	17
基础医学	13	256	188	76	74	39	0	276	17 952	174
临床医学	60	2 148	1 363	522	430	398	12	981	38 771	508
预防医学与公共卫生学	10	297	84	40	26	13	5	406	7 210	87
军事医学与特种医学	1	21	13	5	6	2	0	44	4 000	28
药学	2	36	29	15	7	6	2	32	540	7
中医学与中药学	4	82	40	16	18	6	0	81	1 271	61
工程与技术科学基础学科	1	13	4	2	2	1	0	0	50	0
信息与系统科学相关工程与技术	2	13	3	2	1	0	0	2	135	4
测绘科学技术	3	103	43	18	18	7	0	254	22 378	115
材料科学	8	214	83	40	32	7	4	163	28 480	103
矿山工程技术	5	122	55	22	26	8	0	58	44 912	49
机械工程	15	278	173	92	63	15	3	274	37 496	258
动力与电气工程	2	50	40	36	2	1	0	0	80	30
能源科学技术	4	109	51	27	18	5	1	43	3 355	58
电子与通信技术	11	132	92	52	33	8	0	266	7 740	69
计算机科学技术	20	258	185	88	81	12	4	374	18 190	190
化学工程	4	50	14	9	3	1	2	13	521	14
纺织科学技术	3	39	15	11	3	1	0	238	4 486	56
食品科学技术	3	59	25	17	6	2	0	9	1 665	37
土木建筑工程	13	321	213	75	53	51	34	81	97 109	128
水利工程	4	90	44	27	12	5	0	95	22 850	64
交通运输工程	15	489	252	157	64	24	7	592	56 419	430
环境科学技术及资源科学技术	7	92	76	32	28	14	2	57	6 140	70
安全科学技术	2	26	8	4	3	0	0	4	26	11
管理学	2	30	8	6	3	0	0	25	6 881	36
经济学	2	25	23	5	10	8	0	21	550	4
图书馆、情报与文献学	1	11	0	0	0	0	0	0	500	0
教育学	1	8	8	6	2	0	0	0	269	4

表 27　高等学校研究与发展机构(类型)学科分布　　单位：所

学科类别	机构数				
	合计	本校独办	校际联合	与国内企业合办	与国外企业机构合办
合计	**5 434**	**4 684**	**217**	**511**	**22**
数学	36	35	1	0	0
信息科学与系统科学	79	64	3	12	0
力学	27	24	1	2	0
物理学	143	129	7	7	0
化学	250	221	6	23	0
天文学	5	3	1	0	1
地球科学	147	128	6	13	0
生物学	375	324	23	27	1
农学	350	296	12	41	1
林学	71	68	1	2	0
畜牧、兽医科学	140	125	3	12	0
水产学	32	30	0	2	0
基础医学	176	160	8	8	0
临床医学	368	350	10	8	0
预防医学与卫生学	40	38	1	1	0
军事医学与特种医学	4	4	0	0	0
药学	126	114	4	8	0
中医学与中药学	333	309	10	13	1
工程与技术科学基础学科	20	19	0	1	0
测绘科学技术	24	15	1	8	0
材料科学	398	345	15	36	2
矿山工程技术	119	87	6	25	1
冶金工程技术	46	41	2	3	0
机械工程	354	278	11	64	1
动力与电气工程	155	131	7	17	0
能源科学技术	103	92	2	9	0
核科学技术	20	16	2	2	0
电子、通信与自动控制技术	336	265	20	43	8
计算机科学技术	229	181	10	34	4

续表

学科类别	机构数				
	合计	本校独办	校际联合	与国内企业合办	与国外企业机构合办
化学工程	202	175	6	21	0
纺织科学技术	53	46	1	6	0
食品科学技术	115	89	6	18	2
土木建筑工程	149	133	7	9	0
水利工程	43	36	2	5	0
交通运输工程	121	109	6	6	0
航空、航天科学技术	32	21	1	10	0
环境科学技术	144	118	14	12	0
安全科学技术	24	22	0	2	0
管理学	13	13	0	0	0
语言学	2	2	0	0	0
艺术学	4	4	0	0	0
考古学	1	1	0	0	0
经济学	7	7	0	0	0
法学	3	2	1	0	0
社会学	1	1	0	0	0
教育学	8	7	0	1	0
体育科学	5	5	0	0	0
统计学	1	1	0	0	0

表 28　高等学校其他科技机构(类型)学科分布　　单位:所

学科类别	机构数				
	合计	本校独办	校际联合	与国内企业合办	与国外企业机构合办
合计	**308**	**251**	**15**	**41**	**1**
数学	5	4	0	1	0
信息科学与系统科学	5	5	0	0	0
物理学	3	0	1	2	0
化学	5	5	0	0	0
地球科学	12	12	0	0	0
生物学	25	19	5	1	0
农学	11	8	0	3	0
林学	9	7	0	2	0
畜牧、兽医科学	14	10	0	4	0
水产学	3	2	0	1	0
基础医学	13	11	2	0	0
临床医学	60	55	5	0	0
预防医学与卫生学	10	9	0	1	0
军事医学与特种医学	1	1	0	0	0
药学	2	0	0	2	0
中医学与中药学	4	2	1	1	0
工程与技术科学基础学科	1	1	0	0	0
测绘科学技术	3	3	0	0	0
材料科学	8	7	0	1	0
矿山工程技术	5	1	0	4	0
机械工程	15	10	1	4	0
动力与电气工程	2	2	0	0	0
能源科学技术	4	3	0	1	0
电子、通信与自动控制技术	11	8	0	3	0
计算机科学技术	20	16	0	3	1
化学工程	4	3	0	1	0
纺织科学技术	3	3	0	0	0
食品科学技术	3	2	0	1	0
土木建筑工程	13	12	0	1	0

续表

学科类别	机构数				
	合计	本校独办	校际联合	与国内企业合办	与国外企业机构合办
水利工程	4	4	0	0	0
交通运输工程	15	15	0	0	0
环境科学技术	7	5	0	2	0
安全科学技术	2	0	0	2	0
管理学	2	2	0	0	0
经济学	2	2	0	0	0
图书馆、情报与文献学	1	1	0	0	0
教育学	1	1	0	0	0

四、科 技 项 目

表 29　各类高等学校研

	合计					基础研究		
	项目数(项)	当年投入人员(人年)	参与研究生(人)	当年拨入经费(千元)	当年支出经费(千元)	项目数(项)	当年投入人员(人年)	参与研究生(人)
合计	**343 202**	**225 676**	**462 231**	**66 273 726**	**52 411 500**	**129 624**	**90 289**	**188 342**
按学校规格分								
“211”及省部共建高等学校	171 043	100 537	318 817	47 560 379	37 677 931	65 561	41 641	126 310
其他本科高等学校	164 436	118 964	142 500	18 419 228	14 502 702	62 621	47 421	61 788
高等专科学校	7 723	6 175	914	294 119	230 867	1 442	1 227	244
按学校隶属分								
部委院校	22 327	12 281	44 829	8 751 763	6 322 154	7 240	4 162	14 503
教育部直属院校	126 807	74 172	239 068	35 358 744	28 520 804	49 492	30 943	97 245
地方院校	194 068	139 223	178 334	22 163 219	17 568 542	72 892	55 183	76 594
按学校类型分								
综合大学	106 118	75 315	153 553	21 496 077	17 031 510	45 757	34 063	73 354
工科院校	138 374	76 323	201 965	34 621 798	27 474 190	38 205	21 018	62 415
农林院校	23 808	13 426	33 667	4 303 172	3 576 404	8 507	4 605	12 605
医药院校	42 377	41 294	44 394	2 888 370	1 914 831	21 693	20 936	24 811
师范院校	27 739	15 863	25 390	2 614 541	2 167 472	13 951	8 495	14 051
其　　他	4 786	3 455	3 262	349 768	247 093	1 511	1 172	1 106

究与发展项目

		应用基础					试验发展				
当年拨入经费(千元)	当年支出经费(千元)	项目数(项)	当年投入人员(人年)	参与研究生(人)	当年拨入经费(千元)	当年支出经费(千元)	项目数(项)	当年投入人员(人年)	参与研究生 (人)	当年拨入经费(千元)	当年支出经费(千元)
21 328 225	**16 162 146**	**176 911**	**116 458**	**228 585**	**34 910 430**	**28 408 699**	**36 667**	**18 929**	**45 304**	**10 035 071**	**7 840 655**
15 334 632	11 872 339	83 796	49 669	159 761	24 840 374	20 171 990	21 686	9 226	32 746	7 385 373	5 633 602
5 957 798	4 270 838	87 373	62 138	68 189	9 848 431	8 052 115	14 442	9 405	12 523	2 612 999	2 179 749
35 795	18 969	5 742	4 651	635	221 625	184 594	539	298	35	36 699	27 304
2 114 456	1 672 997	12 251	7 104	24 347	4 829 625	3 740 657	2 836	1 015	5 979	1 807 682	908 500
11 955 424	9 223 718	60 124	36 015	118 095	18 235 098	14 934 148	17 191	7 214	23 728	5 168 222	4 362 938
7 258 345	5 265 431	104 536	73 339	86 143	11 845 707	9 733 894	16 640	10 701	15 597	3 059 167	2 569 217
8 779 891	6 828 929	49 587	34 851	65 964	9 653 798	7 565 891	10 774	6 401	14 235	3 062 388	2 636 690
8 091 717	6 166 032	79 877	46 359	114 523	20 381 301	16 756 432	20 292	8 946	25 027	6 148 780	4 551 726
1 544 099	1 162 393	13 191	7 747	18 596	2 431 493	2 143 147	2 110	1 074	2 466	327 580	270 864
1 524 785	975 809	18 731	18 869	17 746	1 162 540	820 875	1 953	1 489	1 837	201 045	118 147
1 291 313	960 906	12 484	6 573	9 752	1 071 624	979 609	1 304	795	1 587	251 604	226 957
96 420	68 077	3 041	2 060	2 004	209 674	142 745	234	224	152	43 674	36 271

表 30　分地区高等学校

	合计					基础研究			
	项目数(项)	当年投入人员(人年)	参与研究生(人)	当年拨入经费(千元)	当年支出经费(千元)	项目数(项)	当年投入人员(人年)	参与研究生(人)	当年拨入经费(千元)
合计	**343 202**	**225 679**	**462 231**	**66 273 726**	**52 411 500**	**129 624**	**90 289**	**188 342**	**21 328 225**
北京市	41 063	22 145	79 458	13 357 320	10 330 075	12 890	7 796	25 942	3 867 121
天津市	8 822	6 553	11 589	2 258 174	2 080 400	3 317	2 820	5 050	799 338
河北省	7 000	5 380	5 284	644 653	553 151	2 680	2 079	3 090	268 883
山西省	4 621	4 350	6 277	594 960	488 946	1 816	1 901	2 308	183 410
内蒙古自治区	3 810	3 321	4 256	363 888	260 312	1 680	1 393	1 900	127 588
辽宁省	13 052	12 328	20 027	2 929 690	2 545 084	5 104	4 438	9 367	672 936
吉林省	8 545	13 744	13 911	1 844 653	1 435 390	4 023	6 541	6 788	746 668
黑龙江省	10 384	10 961	14 677	2 640 988	2 239 509	5 184	5 379	6 214	965 198
上海市	23 053	16 832	31 369	5 069 129	3 622 317	9 589	6 714	13 917	1 801 296
江苏省	24 180	15 201	45 456	6 034 517	4 869 490	8 941	6 027	18 449	2 188 428
浙江省	18 799	8 252	24 771	3 371 018	2 773 415	7 481	2 993	11 164	1 111 180
安徽省	13 454	7 918	11 365	1 523 405	1 158 636	6 212	3 714	7 314	746 189
福建省	8 431	4 330	9 749	832 779	638 435	1 458	716	1 958	188 262
江西省	6 434	3 630	4 742	856 793	695 957	2 126	1 156	1 961	240 668
山东省	15 861	12 988	17 679	2 354 296	1 753 118	6 456	5 957	7 278	874 138
河南省	7 205	3 845	7 248	1 136 255	995 205	2 166	1 165	2 676	393 679
湖北省	20 747	10 924	29 556	3 970 283	3 221 999	5 186	2 638	8 875	926 262
湖南省	13 863	8 097	14 304	2 144 629	1 617 954	4 502	2 633	5 050	551 856
广东省	22 189	12 648	27 055	2 951 539	2 203 572	10 025	5 939	13 804	1 371 406
广西壮族自治区	8 016	7 892	6 909	529 419	381 371	3 392	3 431	3 389	265 974
海南省	1 210	406	769	72 587	61 241	685	247	499	41 975
重庆市	6 386	3 818	10 659	914 845	720 440	3 165	1 853	5 856	425 275
四川省	19 314	10 532	18 770	4 012 100	3 724 274	6 038	4 196	5 084	902 427
贵州省	4 739	2 432	4 105	324 828	317 898	2 363	1 325	1 797	127 282
云南省	5 774	3 378	7 914	564 268	436 237	2 883	1 582	5 177	220 490
西藏自治区	170	365	29	32 419	30 320	101	160	8	9 858
陕西省	16 990	7 836	23 755	3 784 747	2 439 300	6 792	3 284	9 390	893 232
甘肃省	4 791	2 142	6 336	686 092	557 819	1 158	578	1 855	185 721
青海省	417	452	292	43 081	19 566	164	120	105	20 775
宁夏回族自治区	1 871	948	1 725	102 401	65 074	1 087	571	877	57 963
新疆维吾尔自治区	2 011	2 031	2 195	327 970	174 995	960	943	1 200	152 747

研究与发展项目

	应用基础					试验发展				
当年支出经费(千元)	项目数(项)	当年投入人员(人年)	参与研究生(人)	当年拨入经费(千元)	当年支出经费(千元)	项目数(项)	当年投入人员(人年)	参与研究生(人)	当年拨入经费(千元)	当年支出经费(千元)
16 162 146	**176 911**	**116 458**	**228 585**	**34 910 430**	**28 408 699**	**36 667**	**18 932**	**45 304**	**10 035 071**	**7 840 655**
2 849 271	23 962	13 129	45 357	7 973 702	6 480 327	4 211	1 220	8 159	1 516 497	1 000 477
733 905	4 702	3 178	5 655	1 183 365	1 095 580	803	555	884	275 471	250 915
218 394	4 015	3 048	1 960	339 876	299 718	305	253	234	35 894	35 039
142 425	2 598	2 303	3 620	362 177	305 421	207	146	349	49 373	41 100
73 669	1 640	1 535	1 781	179 214	142 082	490	392	575	57 086	44 561
566 112	6 992	7 041	8 925	1 864 677	1 626 321	956	849	1 735	392 077	352 651
585 937	3 665	5 985	5 582	839 249	642 114	857	1 218	1 541	258 736	207 339
802 028	4 697	5 196	7 519	1 498 666	1 283 756	503	385	944	177 124	153 725
1 223 258	10 776	8 562	14 092	2 634 817	1 914 909	2 688	1 556	3 360	633 016	484 150
1 674 806	11 751	7 060	21 152	2 772 635	2 249 851	3 488	2 114	5 855	1 073 454	944 833
876 369	9 533	4 399	11 258	1 833 879	1 527 172	1 785	860	2 349	425 959	369 874
524 681	5 550	3 606	3 470	504 445	375 121	1 692	599	581	272 771	258 834
124 744	6 072	3 198	6 781	556 685	431 233	901	417	1 010	87 832	82 458
199 960	3 408	2 098	2 141	379 687	328 386	900	377	640	236 438	167 611
628 953	6 992	5 893	7 927	967 980	728 366	2 413	1 139	2 474	512 178	395 799
363 593	3 931	2 076	3 852	551 646	463 299	1 108	604	720	190 930	168 313
730 215	11 688	7 078	17 061	2 156 233	1 712 367	3 873	1 208	3 620	887 788	779 417
392 528	8 326	4 835	8 287	1 346 211	1 018 882	1 035	628	967	246 562	206 544
965 938	10 064	5 737	11 319	1 227 275	993 620	2 100	972	1 932	352 858	244 014
163 856	3 817	3 936	2 722	231 974	186 331	807	525	798	31 471	31 184
36 081	506	150	236	27 845	22 532	19	9	34	2 767	2 628
328 079	2 707	1 512	3 750	335 041	270 827	514	453	1 053	154 529	121 534
739 037	11 009	5 386	12 811	2 388 173	2 276 644	2 267	950	875	721 500	708 593
119 803	2 253	1 046	2 268	196 860	195 631	123	61	40	686	2 464
165 211	2 761	1 660	2 419	319 229	248 652	130	136	318	24 549	22 374
5 016	69	205	21	22 561	25 304	0	0	0	0	0
643 984	8 095	3 550	10 502	1 617 098	1 163 681	2 103	1 002	3 863	1 274 417	631 635
161 155	3 485	1 387	4 268	389 320	287 607	148	176	213	111 051	109 057
7 692	200	310	170	14 751	8 199	53	22	17	7 555	3 675
35 912	700	359	815	39 611	25 678	84	18	33	4 827	3 484
79 534	947	1 000	864	155 548	79 088	104	88	131	19 675	16 373

表 31 部委高等学校

	合计					基础研究			
	项目数(项)	当年投入人员(人年)	参与研究生(人)	当年拨入经费(千元)	当年支出经费(千元)	项目数(项)	当年投入人员(人年)	参与研究生(人)	当年拨入经费(千元)
合计	**149 134**	**86 453**	**283 897**	**44 110 507**	**34 842 958**	**56 732**	**35 106**	**111 748**	**14 069 880**
中央办公厅	53	107	86	8 460	6 564	8	19	22	1 954
国家民族事务委员会	1 351	886	1 006	83 604	63 465	632	450	541	40 396
公安部	68	144	61	4 209	1 937	11	26	12	583
工业和信息化部	15 018	7 238	33 717	7 444 825	5 317 154	3 999	2 057	8 641	1 504 774
交通运输部	1 053	986	1 185	293 548	272 368	165	204	196	38 559
教育部	126 807	74 172	239 068	35 358 744	28 520 804	49 492	30 943	97 245	11 955 424
中国民用航空局	594	449	522	72 997	60 673	73	59	52	6 677
中国地震局	68	86	0	9 959	9 578	9	18	0	1 540
国家林业局	20	17	0	1 096	901	8	4	0	230
国务院侨务办公室	1 787	1 307	4 234	285 040	207 693	736	588	1 981	98 894
国家安全生产监督管理总局	298	72	0	28 876	24 846	25	7	0	1 771
中国科学院	1 977	978	4 018	516 390	354 216	1 573	731	3 058	419 074
总装备部	40	11	0	2 759	2 759	1	0	0	4

研究与发展项目

	应用基础					试验发展				
当年支出经费(千元)	项目数(项)	当年投入人员(人年)	参与研究生(人)	当年拨入经费(千元)	当年支出经费(千元)	项目数(项)	当年投入人员(人年)	参与研究生(人)	当年拨入经费(千元)	当年支出经费(千元)
10 896 715	**72 375**	**43 119**	**142 442**	**23 064 723**	**18 674 805**	**20 027**	**8 229**	**29 707**	**6 975 904**	**5 271 438**
1 354	45	88	64	6 506	5 210	0	0	0	0	0
29 959	668	406	436	42 592	32 918	51	30	29	616	588
283	45	90	35	3 103	1 354	12	28	14	523	300
1 225 330	8 423	4 360	19 411	4 149 778	3 201 552	2 596	821	5 665	1 790 273	890 272
36 012	887	782	988	254 965	236 332	1	0	1	24	24
9 223 718	60 124	36 015	118 095	18 235 098	14 934 148	17 191	7 214	23 728	5 168 222	4 362 938
5 945	503	377	454	65 247	52 447	18	13	16	1 073	2 281
1 190	59	68	0	8 419	8 388	0	0	0	0	0
162	12	13	0	866	739	0	0	0	0	0
67 164	899	599	2 007	171 403	125 857	152	121	246	14 743	14 672
777	271	65	0	26 885	23 877	2	0	0	220	192
304 817	400	245	952	97 106	49 228	4	2	8	210	171
4	39	11	0	2 755	2 755	0	0	0	0	0

表 32 地方高等学校

	合 计					基 础 研 究			
	项目数(项)	当年投入人员 (人年)	参与研究生(人)	当年拨入经费(千元)	当年支出经费(千元)	项目数(项)	当年投入人员(人年)	参与研究生 (人)	当年拨入经费 (千元)
合计	**194 068**	**139 226**	**178 334**	**22 163 219**	**17 568 542**	**72 892**	**55 182**	**76 594**	**7 258 345**
北京市	7 636	6 585	9 038	1 140 626	963 103	2 029	2 296	2 513	252 840
天津市	4 114	4 104	4 246	559 727	479 776	1 411	1 564	1 591	121 318
河北省	6 579	5 085	5 223	603 039	517 460	2 635	2 029	3 078	264 989
山西省	4 621	4 350	6 277	594 960	488 946	1 816	1 901	2 308	183 410
内蒙古自治区	3 810	3 321	4 256	363 888	260 312	1 680	1 393	1 900	127 588
辽宁省	8 132	9 770	10 372	1 361 208	1 083 821	2 738	3 300	3 608	275 537
吉林省	4 620	5 816	4 960	553 764	380 390	1 939	2 415	2 108	192 871
黑龙江省	6 682	7 911	5 551	653 841	528 396	3 845	4 335	3 308	271 727
上海市	6 750	5 007	6 138	1 224 149	944 587	2 083	1 439	2 167	247 101
江苏省	13 411	8 982	18 248	2 170 085	1 867 174	5 217	3 750	8 620	841 709
浙江省	12 749	5 857	9 113	1 298 125	932 958	4 707	2 199	4 488	438 303
安徽省	9 843	6 365	6 872	654 035	466 672	4 578	2 930	4 203	304 393
福建省	6 857	3 669	5 780	404 524	349 212	1 113	563	997	67 016
江西省	6 434	3 630	4 742	856 793	695 957	2 126	1 156	1 961	240 668
山东省	9 085	8 364	7 180	993 221	713 383	3 879	3 938	3 313	388 509
河南省	7 205	3 845	7 248	1 136 255	995 205	2 166	1 165	2 676	393 679
湖北省	6 742	4 110	3 678	836 340	708 190	1 560	812	1 071	157 113
湖南省	10 127	5 444	7 038	876 218	662 454	3 477	1 951	2 817	275 701
广东省	11 090	6 884	7 118	1 279 993	895 084	4 522	2 853	3 573	614 816
广西壮族自治区	8 016	7 892	6 909	529 419	381 371	3 392	3 431	3 389	265 974
海南省	1 210	406	769	72 587	61 241	685	247	499	41 975
重庆市	3 675	2 473	4 512	486 711	365 556	1 366	966	1 780	148 631
四川省	9 656	4 971	6 724	1 030 878	925 359	3 263	2 276	2 631	286 009
贵州省	4 739	2 432	4 105	324 828	317 898	2 363	1 325	1 797	127 282
云南省	5 774	3 378	7 914	564 268	436 237	2 883	1 582	5 177	220 490
西藏自治区	170	365	29	32 419	30 320	101	160	8	9 858
陕西省	7 204	3 500	5 653	704 442	509 908	2 746	1 436	2 163	211 037
甘肃省	3 065	1 380	4 483	394 990	355 693	475	181	692	58 170
青海省	417	452	292	43 081	19 566	164	120	105	20 775
宁夏回族自治区	1 644	847	1 671	90 835	57 318	973	526	853	56 109
新疆维吾尔自治区	2 011	2 031	2 195	327 970	174 995	960	943	1 200	152 747

研究与发展项目

	应用基础					试验发展				
当年支出经费(千元)	项目数(项)	当年投入人员(人年)	参与研究生(人)	当年拨入经费(千元)	当年支出经费(千元)	项目数(项)	当年投入人员(人年)	参与研究生(人)	当年拨入经费(千元)	当年支出经费(千元)
5 265 431	**104 536**	**73 340**	**86 143**	**11 845 707**	**9 733 894**	**16 640**	**10 704**	**15 597**	**3 059 167**	**2 569 217**
162 121	5 329	4 052	6 351	820 682	729 570	278	237	174	67 104	71 412
92 331	2 227	2 154	2 140	238 039	204 142	476	386	515	200 370	183 303
216 144	3 653	2 832	1 925	302 899	266 769	291	225	220	35 151	34 547
142 425	2 598	2 303	3 620	362 177	305 421	207	146	349	49 373	41 100
73 669	1 640	1 535	1 781	179 214	142 082	490	392	575	57 086	44 561
168 099	4 866	5 765	5 800	884 000	736 093	528	705	964	201 671	179 629
122 322	2 353	3 016	2 583	306 697	216 416	328	385	269	54 196	41 652
187 835	2 658	3 400	2 093	353 288	313 730	179	175	150	28 826	26 831
156 790	3 950	2 993	3 342	806 263	649 057	717	574	629	170 785	138 740
718 564	6 264	3 885	6 634	886 535	750 644	1 930	1 347	2 994	441 841	397 966
296 090	6 834	3 049	3 847	639 090	470 872	1 208	609	778	220 732	165 996
197 923	4 533	3 023	2 237	279 675	204 046	732	412	432	69 967	64 703
40 453	5 060	2 825	4 186	287 647	257 114	684	282	597	49 861	51 645
199 960	3 408	2 098	2 141	379 687	328 386	900	377	640	236 438	167 611
264 144	4 651	3 986	3 559	511 179	388 189	555	440	308	93 533	61 050
363 593	3 931	2 076	3 852	551 646	463 299	1 108	604	720	190 930	168 313
124 603	4 047	2 843	2 084	532 319	449 247	1 135	455	523	146 908	134 340
204 772	5 905	3 098	3 701	528 444	402 561	745	396	520	72 073	55 121
419 468	5 677	3 467	2 884	512 210	390 058	891	564	661	152 967	85 558
163 856	3 817	3 936	2 722	231 974	186 331	807	525	798	31 471	31 184
36 081	506	150	236	27 845	22 532	19	9	34	2 767	2 628
87 014	1 843	1 072	2 009	190 476	161 595	466	435	723	147 604	116 947
228 704	5 822	2 471	3 663	672 897	615 211	571	223	430	71 972	81 444
119 803	2 253	1 046	2 268	196 860	195 631	123	61	40	686	2 464
165 211	2 761	1 660	2 419	319 229	248 652	130	136	318	24 549	22 374
5 016	69	205	21	22 561	25 304	0	0	0	0	0
144 736	3 653	1 728	2 560	383 467	287 163	805	336	930	109 938	78 009
41 944	2 494	1 059	3 666	238 509	217 192	96	140	125	98 311	96 557
7 692	200	310	170	14 751	8 199	53	22	17	7 555	3 675
34 534	587	303	785	29 899	19 300	84	18	33	4 827	3 484
79 534	947	1 000	864	155 548	79 088	104	88	131	19 675	16 373

表 33　各类高等学校 R&D

	合　计					
	项目数(项)	当年投入人员(人年)	参与研究生(人)	当年拨入经费(千元)	当年支出经费(千元)	项目数(项)
合计	**52 411**	**26 435**	**67 070**	**15 056 395**	**12 459 236**	**25 443**
按学校规格分						
"211"及省部共建高等学校	29 525	14 096	49 196	10 470 589	8 562 308	14 317
其他本科高等学校	21 783	11 600	17 814	4 464 247	3 799 370	10 644
高等专科学校	1 103	739	60	121 559	97 558	482
按学校隶属分						
部委院校	2 005	1 310	4 442	1 099 339	888 283	1 228
教育部直属院校	23 660	10 517	39 908	8 201 474	6 606 045	11 401
地方院校	26 746	14 609	22 720	5 755 582	4 964 908	12 814
按学校类型分						
综合大学	16 141	8 730	23 577	4 573 098	3 715 046	7 866
工科院校	27 804	13 314	34 915	9 188 485	7 736 909	13 223
农林院校	4 484	2 104	4 109	718 626	521 636	1 911
医药院校	1 385	761	1 428	101 825	73 449	981
师范院校	2 077	1 185	2 869	389 364	339 320	1 306
其　他	520	342	172	84 997	72 876	156

成果应用及科技服务项目

R&D 成果应用				科 技 服 务				
当年投入人员(人年)	参与研究生(人)	当年拨入经费(千元)	当年支出经费(千元)	项目数(项)	当年投入人员(人年)	参与研究生(人)	当年拨入经费(千元)	当年支出经费(千元)
13 401	**34 613**	**8 515 814**	**7 248 724**	**26 968**	**13 034**	**32 457**	**6 540 581**	**5 210 512**
7 046	25 131	6 050 750	5 171 539	15 208	7 050	24 065	4 419 839	3 390 769
6 066	9 441	2 439 099	2 056 886	11 139	5 534	8 373	2 025 148	1 742 484
289	41	25 965	20 299	621	450	19	95 594	77 259
756	2 636	748 108	612 476	777	554	1 806	351 231	275 807
5 200	20 121	4 540 360	3 845 268	12 259	5 316	19 787	3 661 114	2 760 777
7 445	11 856	3 227 346	2 790 980	13 932	7 164	10 864	2 528 236	2 173 928
4 354	13 351	2 589 025	2 161 970	8 275	4 376	10 226	1 984 073	1 553 076
6 717	16 950	5 190 826	4 530 564	14 581	6 597	17 965	3 997 659	3 206 345
1 010	1 745	374 687	246 334	2 573	1 094	2 364	343 939	275 302
522	1 101	68 332	48 201	404	239	327	33 493	25 248
642	1 365	265 453	245 064	771	543	1 504	123 911	94 256
156	101	27 491	16 591	364	186	71	57 506	56 285

表 34　分地区高等学校 R&D

	合　计					
	项目数(项)	当年投入人员(人年)	参与研究生(人)	当年拨入经费(千元)	当年支出经费(千元)	项目数(项)
合计	**52 411**	**26 437**	**67 070**	**15 056 395**	**12 459 236**	**25 443**
北京市	3 142	1 515	5 246	1 635 260	1 332 896	1 547
天津市	721	352	965	381 030	186 227	364
河北省	1 263	748	909	608 320	556 296	811
山西省	210	138	361	48 755	44 488	176
内蒙古自治区	106	66	125	17 085	45 201	38
辽宁省	2 232	1 413	2 706	929 670	920 127	855
吉林省	404	525	796	85 294	67 122	142
黑龙江省	1 371	1 162	3 149	545 561	439 877	578
上海市	4 493	2 545	5 633	1 841 575	1 565 510	3 042
江苏省	6 978	3 922	10 499	2 084 941	1 748 719	3 081
浙江省	3 394	1 595	4 519	908 474	746 572	1 541
安徽省	672	502	720	90 803	63 829	436
福建省	1 249	363	1 771	316 255	222 455	943
江西省	1 571	630	1 107	274 288	243 304	325
山东省	2 063	1 310	1 996	446 823	347 064	787
河南省	1 556	710	1 561	423 332	388 796	1 095
湖北省	4 510	1 799	6 368	796 721	611 503	1 411
湖南省	1 427	1 005	1 480	508 318	315 978	723
广东省	5 000	2 034	4 076	735 563	599 626	2 573
广西壮族自治区	431	405	514	156 933	158 393	232
海南省	24	10	12	1 181	1 045	24
重庆市	2 543	1 162	3 624	651 015	598 444	2 074
四川省	1 288	564	1 905	226 695	175 580	536
贵州省	87	52	122	9 194	13 271	28
云南省	539	192	488	38 023	33 946	160
西藏自治区	1	7	2	106	385	1
陕西省	4 829	1 532	6 078	1 237 545	995 456	1 739
甘肃省	157	69	194	15 451	15 409	60
青海省	79	33	28	29 653	13 263	61
宁夏回族自治区	3	1	1	45	16	3
新疆维吾尔自治区	68	76	115	12 486	8 438	57

成果应用及科技服务项目

R&D 成果应用				科技服务				
当年投入人员(人年)	参与研究生(人)	当年拨入经费(千元)	当年支出经费(千元)	项目数(项)	当年投入人员(人年)	参与研究生(人)	当年拨入经费(千元)	当年支出经费(千元)
13 407	**34 613**	**8 515 814**	**7 248 724**	**26 968**	**13 036**	**32 457**	**6 540 581**	**5 210 512**
956	3 269	1 157 222	1 000 909	1 595	559	1 977	478 038	331 987
186	497	123 240	79 074	357	166	468	257 790	107 153
516	663	464 868	433 985	452	232	246	143 452	122 311
122	299	43 772	40 302	34	16	62	4 983	4 186
22	62	10 605	39 845	68	44	63	6 480	5 356
573	1 464	400 041	385 389	1 377	840	1 242	529 629	534 738
159	289	50 491	40 617	262	366	507	34 803	26 505
419	1 161	251 681	199 436	793	743	1 988	293 880	240 441
1 760	4 065	1 354 705	1 129 099	1 451	786	1 568	486 870	436 411
1 693	4 762	895 131	785 883	3 897	2 229	5 737	1 189 810	962 836
779	2 425	459 976	395 589	1 853	816	2 094	448 498	350 983
275	351	63 574	38 970	236	228	369	27 229	24 859
216	1 691	278 998	197 152	306	147	80	37 257	25 303
138	257	54 677	47 076	1 246	491	850	219 611	196 228
568	968	170 867	140 959	1 276	742	1 028	275 956	206 105
448	992	298 676	277 768	461	263	569	124 656	111 028
841	1 791	414 261	332 892	3 099	958	4 577	382 460	278 611
407	707	137 185	98 831	704	598	773	371 133	217 147
1 148	2 329	409 383	319 311	2 427	886	1 747	326 180	280 315
180	202	120 461	121 291	199	226	312	36 472	37 102
10	12	1 181	1 045	0	0	0	0	0
919	3 227	567 266	518 688	469	244	397	83 749	79 756
275	265	116 406	79 600	752	289	1 640	110 289	95 980
11	13	2 041	2 238	59	41	109	7 153	11 033
81	192	19 683	14 139	379	112	296	18 340	19 807
7	2	106	385	0	0	0	0	0
584	2 495	604 520	501 946	3 090	949	3 583	633 025	493 510
23	54	6 809	6 963	97	47	140	8 642	8 446
25	25	26 993	12 051	18	7	3	2 660	1 212
1	1	45	16	0	0	0	0	0
65	83	10 950	7 275	11	11	32	1 536	1 163

表 35　部委高等学校 R&D

	合　计					
	项目数(项)	当年投入人员 (人年)	参与研究生(人)	当年拨入经费(千元)	当年支出经费(千元)	项目数(项)
合计	**25 665**	**11 827**	**44 350**	**9 300 813**	**7 494 328**	**12 629**
国家民族事务委员会	138	61	38	8 679	6 557	46
公安部	21	61	28	7 216	989	21
工业和信息化部	1 716	1 082	4 095	1 017 043	834 114	1 098
交通运输部	2	11	0	30 490	28 050	0
教育部	23 660	10 517	39 908	8 201 474	6 606 045	11 401
中国民用航空局	11	15	17	2 182	3 030	11
国家林业局	2	1	4	200	120	2
国务院侨务办公室	69	54	200	7 379	9 453	32
国家安全生产监督管理总局	27	8	0	4 038	2 914	2
中国科学院	18	16	60	21 844	2 788	16
总装备部	1	1	0	268	268	0

成果应用及科技服务项目

R&D 成果应用				科技服务				
当年投入人员(人年)	参与研究生(人)	当年拨入经费(千元)	当年支出经费(千元)	项目数(项)	当年投入人员(人年)	参与研究生(人)	当年拨入经费(千元)	当年支出经费(千元)
5 956	**22 757**	**5 288 468**	**4 457 744**	**13 036**	**5 869**	**21 593**	**4 012 345**	**3 036 584**
28	33	4 022	1 670	92	33	5	4 657	4 887
61	28	7 216	989	0	0	0	0	0
610	2 431	708 764	601 557	618	471	1 664	308 279	232 557
0	0	0	0	2	11	0	30 490	28 050
5 200	20 121	4 540 360	3 845 268	12 259	5 316	19 787	3 661 114	2 760 777
15	17	2 182	3 030	0	0	0	0	0
1	4	200	120	0	0	0	0	0
25	67	2 910	1 910	37	29	133	4 469	7 543
1	0	1 070	507	25	7	0	2 968	2 407
15	56	21 744	2 693	2	1	4	100	95
0	0	0	0	1	1	0	268	268

表 36　分地区高等学校 R&D

	合　计					
	项目数(项)	当年投入人员(人年)	参与研究生(人)	当年拨入经费(千元)	当年支出经费(千元)	项目数(项)
合计	**26 746**	**14 607**	**22 720**	**5 755 582**	**4 964 908**	**12 814**
北京市	338	197	212	86 668	80 737	193
天津市	126	119	161	45 592	38 192	100
河北省	1 215	678	881	597 066	552 393	788
山西省	210	138	361	48 755	44 488	176
内蒙古自治区	106	66	125	17 085	45 201	38
辽宁省	754	719	503	234 839	257 839	197
吉林省	209	247	319	26 857	18 216	89
黑龙江省	350	261	229	97 289	88 886	164
上海市	953	862	665	491 554	403 742	595
江苏省	3 367	2 184	3 714	706 298	619 659	1 558
浙江省	2 080	976	1 244	367 221	283 042	876
安徽省	654	486	660	68 959	61 041	420
福建省	840	311	380	164 107	115 933	537
江西省	1 571	630	1 107	274 288	243 304	325
山东省	1 320	876	1 067	255 186	193 613	637
河南省	1 556	710	1 561	423 332	388 796	1 095
湖北省	1 167	606	730	184 291	157 642	600
湖南省	1 170	701	961	186 396	153 937	665
广东省	3 019	1 359	2 200	412 095	334 973	1 617
广西壮族自治区	431	405	514	156 933	158 393	232
海南省	24	10	12	1 181	1 045	24
重庆市	647	541	676	163 727	151 236	443
四川省	918	271	518	137 718	95 190	408
贵州省	87	52	122	9 194	13 271	28
云南省	539	192	488	38 023	33 946	160
西藏自治区	1	7	2	106	385	1
陕西省	2 850	840	3 008	510 404	397 633	708
甘肃省	94	53	156	8 234	10 458	19
青海省	79	33	28	29 653	13 263	61
宁夏回族自治区	3	1	1	45	16	3
新疆维吾尔自治区	68	76	115	12 486	8 438	57

成果应用及科技服务项目

R&D成果应用				科技服务				
当年投入人员(人年)	参与研究生(人)	当年拨入经费(千元)	当年支出经费(千元)	项目数(项)	当年投入人员(人年)	参与研究生(人)	当年拨入经费(千元)	当年支出经费(千元)
7 448	**11 856**	**3 227 346**	**2 790 980**	**13 932**	**7 167**	**10 864**	**2 528 236**	**2 173 928**
122	89	75 307	71 510	145	75	123	11 361	9 227
93	117	41 027	34 162	26	27	44	4 565	4 030
453	635	456 582	432 489	427	225	246	140 484	119 904
122	299	43 772	40 302	34	16	62	4 983	4 186
22	62	10 605	39 845	68	44	63	6 480	5 356
224	225	49 368	63 150	557	495	278	185 471	194 689
88	177	17 811	11 808	120	160	142	9 046	6 408
96	80	23 225	19 064	186	165	149	74 064	69 822
563	441	400 288	322 533	358	300	224	91 266	81 209
1 091	1 982	350 658	307 458	1 809	1 093	1 732	355 640	312 201
395	631	112 628	85 446	1 204	581	613	254 593	197 596
259	295	41 830	36 277	234	227	365	27 129	24 764
165	320	127 050	90 770	303	147	60	37 057	25 163
138	257	54 677	47 076	1 246	491	850	219 611	196 228
461	678	131 986	104 271	683	415	389	123 200	89 342
448	992	298 676	277 768	461	263	569	124 656	111 028
428	622	112 543	94 297	567	178	108	71 748	63 345
367	593	98 187	76 271	505	334	368	88 209	77 666
794	1 432	227 546	176 360	1 402	566	768	184 549	158 613
180	202	120 461	121 291	199	226	312	36 472	37 102
10	12	1 181	1 045	0	0	0	0	0
379	532	108 511	98 470	204	163	144	55 216	52 766
141	191	83 680	48 096	510	130	327	54 038	47 094
11	13	2 041	2 238	59	41	109	7 153	11 033
81	192	19 683	14 139	379	112	296	18 340	19 807
7	2	106	385	0	0	0	0	0
212	660	178 598	153 105	2 142	628	2 348	331 806	244 528
7	16	1 331	2 012	75	47	140	6 903	8 446
25	25	26 993	12 051	18	7	3	2 660	1 212
1	1	45	16	0	0	0	0	0
65	83	10 950	7 275	11	11	32	1 536	1 163

五、国际科技交流

表 37　各类高等学校国际科技交流

	合作研究			国际学术会议		
	派遣（人次）	接受（人次）	出席人员（人次）	交流论文（篇）	特邀报告（篇）	主办（次）
合计	**41 500**	**37 213**	**144 492**	**98 656**	**15 305**	**2 539**
按学校规格分						
“211”及省部共建高等学校	24 639	24 528	96 317	60 545	9 720	1 647
其他本科高等学校	15 574	11 919	47 361	37 410	5 562	890
高等专科学校	1 287	766	814	701	23	2
按学校隶属分						
部委院校	1 602	2 693	9 831	6 483	772	152
教育部直属院校	20 382	19 060	77 438	49 747	8 283	1 340
地方院校	19 516	15 460	57 223	42 426	6 250	1 047
按学校类型分						
综合大学	14 638	15 984	55 983	33 831	6 854	1 193
工科院校	16 870	12 270	54 854	46 167	4 555	726
农林院校	2 692	2 957	7 635	4 968	1 262	155
医药院校	3 563	2 867	17 167	6 470	1 501	214
师范院校	3 015	2 443	6 619	5 399	954	224
其　他	722	692	2 234	1 821	179	27

表 38　分地区高等学校国际科技交流

	合作研究		国际学术会议			
	派遣(人次)	接受(人次)	出席人员(人次)	交流论文(篇)	特邀报告(篇)	主办(次)
合计	**41 500**	**37 213**	**144 492**	**98 656**	**15 305**	**2 539**
北京市	5 368	6 039	28 218	14 426	2 550	352
天津市	615	576	4 158	3 115	373	80
河北省	786	574	1 898	2 113	320	20
山西省	299	322	1 065	748	187	4
内蒙古自治区	135	91	499	363	57	1
辽宁省	1 128	822	7 128	6 547	521	75
吉林省	1 231	1 263	3 258	3 241	480	77
黑龙江省	1 315	1 117	5 973	4 143	667	83
上海市	2 837	3 680	18 363	7 771	1 623	415
江苏省	2 579	3 610	10 538	9 733	1 786	213
浙江省	1 193	893	5 441	3 376	592	115
安徽省	1 554	1 403	3 613	1 593	200	54
福建省	670	521	4 326	1 367	126	52
江西省	830	618	928	975	103	19
山东省	2 776	1 998	5 837	5 476	714	158
河南省	1 059	726	3 678	2 976	363	34
湖北省	1 549	1 462	9 211	8 089	1 094	94
湖南省	2 580	1 592	2 282	2 364	302	40
广东省	1 948	1 379	6 741	3 399	939	297
广西壮族自治区	580	638	1 013	818	140	41
海南省	268	84	112	54	4	1
重庆市	1 504	1 704	2 684	2 159	506	48
四川省	5 076	1 804	7 414	6 626	488	80
贵州省	439	606	434	182	39	9
云南省	589	573	1 760	703	204	25
西藏自治区	18	12	13	6	2	0
陕西省	914	1 401	5 321	5 096	714	91
甘肃省	466	722	1 127	767	149	15
青海省	434	351	313	52	15	6
宁夏回族自治区	78	55	563	141	6	34
新疆维吾尔自治区	682	577	583	237	41	6

表 39　部委高等学校国际科技交流

	合作研究		国际学术会议			
	派遣(人次)	接受(人次)	出席人员(人次)	交流论文(篇)	特邀报告(篇)	主办(次)
合计	**21 984**	**21 753**	**87 269**	**56 230**	**9 055**	**1 492**
中央办公厅	7	0	15	10	0	0
国家民族事务委员会	173	142	676	390	14	6
公安部	82	273	48	35	28	1
工业和信息化部	1 196	1 808	7 393	5 023	603	93
交通运输部	0	0	215	437	0	5
教育部	20 382	19 060	77 438	49 747	8 283	1 340
中国民用航空局	15	3	231	260	47	0
中国地震局	0	0	0	0	0	0
国家林业局	0	0	0	0	0	0
国务院侨务办公室	70	14	402	236	68	29
国家安全生产监督管理总局	0	0	16	38	0	0
中国科学院	57	453	835	45	12	18
总装备部	2	0	0	9	0	0

表 40　地方高等学校国际科技交流

	合作研究		国际学术会议			
	派遣(人次)	接受(人次)	出席人员(人次)	交流论文(篇)	特邀报告(篇)	主办(次)
合计	**19 516**	**15 460**	**57 223**	**42 426**	**6 250**	**1 047**
北京市	676	630	5 279	2 685	499	47
天津市	239	126	2 524	2 073	137	28
河北省	704	301	1 834	2 040	292	19
山西省	299	322	1 065	748	187	4
内蒙古自治区	135	91	499	363	57	1
辽宁省	691	483	3 357	2 588	332	42
吉林省	443	284	1 055	1 458	146	29
黑龙江省	822	614	3 012	1 944	331	52
上海市	517	259	5 536	2 945	243	83
江苏省	1 613	1 225	3 172	3 182	650	110
浙江省	629	550	2 130	1 661	152	44
安徽省	1 448	919	2 714	1 403	188	34
福建省	523	450	1 088	798	70	17
江西省	830	618	928	975	103	19
山东省	1 410	1 248	3 161	3 161	560	110
河南省	1 059	726	3 678	2 976	363	34
湖北省	477	225	1 537	1 916	341	18
湖南省	1 129	986	1 449	1 244	157	19
广东省	1 027	664	3 531	1 791	526	146
广西壮族自治区	580	638	1 013	818	140	41
海南省	268	84	112	54	4	1
重庆市	781	840	1 544	1 151	160	26
四川省	547	556	1 197	1 369	108	18
贵州省	439	606	434	182	39	9
云南省	589	573	1 760	703	204	25
西藏自治区	18	12	13	6	2	0
陕西省	179	193	1 815	1 419	184	27
甘肃省	260	254	385	408	13	3
青海省	434	351	313	52	15	6
宁夏回族自治区	68	55	505	76	6	29
新疆维吾尔自治区	682	577	583	237	41	6

六、科技成果及技术转让

表 41　各类高等学校科技成果获奖　　单位:项

	国家自然科学奖			国家技术发明奖			国家科技进步奖				国务院各部门科技进步奖	省、自治区、直辖市科技进步奖
	合计	一等	二等	合计	一等	二等	合计	特等	一等	二等		
合计	**33**	**1**	**32**	**54**	**2**	**52**	**251**	**3**	**12**	**236**	**1 086**	**3 835**
按学校规格分	0	0	0	0	0	0	0	0	0	0	0	0
“211”及省部共建高等学校	29	0	29	45	2	43	170	1	8	161	765	1 623
其他本科高等学校	4	1	3	9	0	9	81	2	4	75	306	2 150
高等专科学校	0	0	0	0	0	0	0	0	0	0	15	62
按学校隶属分	0	0	0	0	0	0	0	0	0	0	0	0
部委院校	1	0	1	12	0	12	18	0	1	17	148	153
教育部直属院校	28	0	28	32	2	30	146	1	7	138	614	1 221
地方院校	4	1	3	10	0	10	87	2	4	81	324	2 461
按学校类型分	0	0	0	0	0	0	0	0	0	0	0	0
综合大学	18	0	18	10	1	9	85	0	4	81	312	1 146
工科院校	12	0	12	37	1	36	122	3	7	112	666	1 350
农林院校	0	0	0	5	0	5	30	0	0	30	45	321
医药院校	3	1	2	0	0	0	10	0	1	9	41	736
师范院校	0	0	0	2	0	2	4	0	0	4	15	194
其　　他	0	0	0	0	0	0	0	0	0	0	7	88

表 42　分地区高等学校科技成果获奖

单位:项

	国家自然科学奖			国家技术发明奖			国家科技进步奖				国务院各部门科技进步奖	省、自治区、直辖市科技进步奖
	合计	一等	二等	合计	一等	二等	合计	特等	一等	二等		
合计	**33**	**1**	**32**	**54**	**2**	**52**	**251**	**3**	**12**	**236**	**1 086**	**3 835**
北京市	12	0	12	12	1	11	47	1	1	45	278	239
天津市	1	0	1	3	0	3	6	0	0	6	18	78
河北省	1	0	1	0	0	0	5	0	1	4	8	137
山西省	0	0	0	1	0	1	1	0	0	1	6	97
内蒙古自治区	0	0	0	0	0	0	1	0	0	1	1	22
辽宁省	2	0	2	1	0	1	6	0	1	5	39	229
吉林省	2	0	2	0	0	0	2	0	0	2	13	227
黑龙江省	0	0	0	4	0	4	10	1	0	9	29	223
上海市	3	0	3	5	0	5	23	0	0	23	107	194
江苏省	3	0	3	9	1	8	29	0	1	28	202	193
浙江省	0	0	0	0	0	0	18	0	2	16	31	150
安徽省	0	0	0	0	0	0	4	0	0	4	22	146
福建省	0	0	0	1	0	1	2	0	0	2	3	73
江西省	0	0	0	2	0	2	3	0	0	3	3	50
山东省	0	0	0	2	0	2	15	0	0	15	63	280
河南省	0	0	0	0	0	0	6	0	0	6	17	150
湖北省	1	0	1	5	0	5	22	0	1	21	50	236
湖南省	2	0	2	4	0	4	9	0	0	9	44	201
广东省	4	1	3	1	0	1	9	0	0	9	23	161
广西壮族自治区	0	0	0	1	0	1	1	0	0	1	1	71
海南省	0	0	0	0	0	0	0	0	0	0	0	28
重庆市	0	0	0	1	0	1	7	0	1	6	16	88
四川省	0	0	0	0	0	0	13	1	1	11	59	100
贵州省	0	0	0	0	0	0	0	0	0	0	0	45
云南省	0	0	0	0	0	0	2	0	0	2	5	79
西藏自治区	0	0	0	0	0	0	0	0	0	0	1	4
陕西省	1	0	1	2	0	2	10	0	3	7	38	168
甘肃省	1	0	1	0	0	0	0	0	0	0	6	69
青海省	0	0	0	0	0	0	0	0	0	0	3	10
宁夏回族自治区	0	0	0	0	0	0	0	0	0	0	0	38
新疆维吾尔自治区	0	0	0	0	0	0	0	0	0	0	0	49

表 43　部委高等学校科技成果获奖

单位:项

	国家自然科学奖			国家技术发明奖			国家科技进步奖				国务院各部门科技进步奖	省、自治区、直辖市科技进步奖
	合计	一等	二等	合计	一等	二等	合计	特等	一等	二等		
合计	**29**	**0**	**29**	**44**	**2**	**42**	**164**	**1**	**8**	**155**	**762**	**1 374**
中央办公厅	0	0	0	0	0	0	0	0	0	0	0	3
国家民族事务委员会	0	0	0	0	0	0	0	0	0	0	1	41
公安部	0	0	0	0	0	0	0	0	0	0	3	0
工业和信息化部	1	0	1	12	0	12	15	0	1	14	125	78
交通运输部	0	0	0	0	0	0	0	0	0	0	0	2
教育部	28	0	28	32	2	30	146	1	7	138	614	1 221
中国民用航空局	0	0	0	0	0	0	0	0	0	0	12	0
国务院侨务办公室	0	0	0	0	0	0	1	0	0	1	2	14
国家安全生产监督管理总局	0	0	0	0	0	0	0	0	0	0	0	7
中国科学院	0	0	0	0	0	0	2	0	0	2	5	8

表 44　地方高等学校科技成果获奖

单位：项

	国家自然科学奖			国家发明奖			国家科技进步奖				国务院各部门科技进步奖	省、自治区、直辖市科技进步奖
	合计	一等	二等	合计	一等	二等	合计	特等	一等	二等		
合计	**4**	**1**	**3**	**10**	**0**	**10**	**87**	**2**	**4**	**81**	**324**	**2 461**
北京市	0	0	0	1	0	1	7	0	1	6	15	73
天津市	0	0	0	2	0	2	1	0	0	1	3	53
河北省	1	0	1	0	0	0	5	0	1	4	5	130
山西省	0	0	0	1	0	1	1	0	0	1	6	97
内蒙古自治区	0	0	0	0	0	0	1	0	0	1	1	22
辽宁省	0	0	0	0	0	0	4	0	1	3	6	171
吉林省	0	0	0	0	0	0	1	0	0	1	8	120
黑龙江省	0	0	0	1	0	1	5	1	0	4	8	167
上海市	0	0	0	0	0	0	3	0	0	3	22	53
江苏省	1	0	1	0	0	0	9	0	1	8	74	112
浙江省	0	0	0	0	0	0	4	0	0	4	19	78
安徽省	0	0	0	0	0	0	2	0	0	2	17	112
福建省	0	0	0	1	0	1	2	0	0	2	1	53
江西省	0	0	0	2	0	2	3	0	0	3	3	50
山东省	0	0	0	0	0	0	9	0	0	9	56	169
河南省	0	0	0	0	0	0	6	0	0	6	17	150
湖北省	0	0	0	0	0	0	5	0	0	5	7	96
湖南省	0	0	0	0	0	0	7	0	0	7	2	99
广东省	2	1	1	0	0	0	3	0	0	3	12	102
广西壮族自治区	0	0	0	1	0	1	1	0	0	1	1	71
海南省	0	0	0	0	0	0	0	0	0	0	0	28
重庆市	0	0	0	1	0	1	3	0	0	3	12	54
四川省	0	0	0	0	0	0	2	1	0	1	8	46
贵州省	0	0	0	0	0	0	0	0	0	0	0	45
云南省	0	0	0	0	0	0	2	0	0	2	5	79
西藏自治区	0	0	0	0	0	0	0	0	0	0	1	4
陕西省	0	0	0	0	0	0	1	0	0	1	6	86
甘肃省	0	0	0	0	0	0	0	0	0	0	6	44
青海省	0	0	0	0	0	0	0	0	0	0	3	10
宁夏回族自治区	0	0	0	0	0	0	0	0	0	0	0	38
新疆维吾尔自治区	0	0	0	0	0	0	0	0	0	0	0	49

表 45 各类高等

	出版科技著作		发表学术论文(篇)		国际级项目验收(项)						
							项目来源				
	数量(部)	字数(千字)	合计	其中:国外学术刊物	合计	其中:与其他单位合作	973计划	科技攻关计划	863计划	自然基金项目	其他
合计	**11 090**	**2 165 631**	**786 812**	**209 272**	**4 623**	**1 105**	**483**	**1 055**	**1 131**	**554**	**1 400**
按学校规格分											
"211"及省部共建高等学校	3 151	831 548	366 559	139 850	3 837	902	407	839	971	338	1 282
其他本科高等学校	5 732	1 017 878	388 520	68 515	780	199	76	210	160	216	118
高等专科学校	2 207	316 205	31 733	907	6	4	0	6	0	0	0
按学校隶属分											
部委院校	407	103 458	48 566	20 434	1 497	200	46	500	218	68	665
教育部直属院校	2 236	626 161	269 297	104 433	2 206	632	328	290	717	256	615
地方院校	8 447	1 436 012	468 949	84 405	920	273	109	265	196	230	120
按学校类型分											
综合大学	2 421	577 418	249 564	86 318	1 399	407	238	153	454	206	348
工科院校	4 667	1 009 028	308 675	83 767	2 720	548	164	735	583	188	1 050
农林院校	1 058	142 230	46 769	9 497	152	56	20	36	54	42	0
医药院校	2 026	246 031	111 444	10 800	244	53	29	108	17	90	0
师范院校	700	136 411	57 275	16 155	90	32	28	15	21	24	2
其　他	218	54 513	13 085	2 735	18	9	4	8	2	4	0

*指软件登记、集成电路设计登记、动植物新品种登记、国家级新药登记等（表 46、表 47、表 48 同）。

学校科技成果

知识产权与专利											
专利申请数（项）				专利授权数（项）				专利出售数			其他知识产权*
合计	发明专利	实用新型	外观设计	合计	发明专利	实用新型	外观设计	合同数(项)	总金额(千元)	当年实际收入(千元)	
88 957	**54 171**	**23 991**	**10 795**	**49 436**	**24 988**	**17 496**	**6 952**	**2 143**	**822 901**	**468 540**	**3 938**
48 360	36 215	7 765	4 380	27 485	17 896	6 740	2 849	1 143	597 698	303 607	2 152
38 884	17 534	15 368	5 982	20 730	6 921	9 983	3 826	990	224 507	164 313	1 674
1 713	422	858	433	1 221	171	773	277	10	696	620	112
7 100	5 433	1 192	475	4 095	2 855	1 103	137	144	31 053	33 445	344
36 474	27 127	5 595	3 752	20 892	13 254	4 984	2 654	847	478 100	234 928	1 551
45 383	21 611	17 204	6 568	24 449	8 879	11 409	4 161	1 152	313 748	200 167	2 043
28 132	18 638	5 548	3 946	16 079	8 648	4 658	2 773	630	238 528	135 136	745
49 781	28 972	14 781	6 028	26 908	13 209	9 916	3 783	1 217	507 914	277 720	2 763
4 329	2 771	1 344	214	2 623	1 364	1 127	132	112	23 563	17 528	214
1 839	1 322	477	40	984	607	368	9	26	32 900	14 296	30
3 888	2 078	1 269	541	2 159	1 033	903	223	90	13 470	7 755	114
988	390	572	26	683	127	524	32	68	6 526	16 105	72

表 46　分地区高等

	出版科技著作		发表学术论文(篇)		国际级项目验收(项)						
							项目来源				
	数量(部)	字数(千字)	合计	其中:国外学术刊物	合计	其中:与其他单位合作	973计划	科技攻关计划	863计划	自然基金项目	其他
合计	**11 090**	**2 165 631**	**786 812**	**209 272**	**4 623**	**1 105**	**483**	**1 055**	**1 131**	**554**	**1 400**
北京市	885	216 806	74 545	23 226	1 130	234	62	71	323	86	588
天津市	189	41 304	16 913	6 210	156	69	35	39	51	16	15
河北省	332	80 173	22 838	3 808	50	9	4	12	9	7	18
山西省	273	40 107	11 402	1 568	7	2	1	3	1	2	0
内蒙古自治区	170	29 912	8 896	1 025	9	0	2	2	1	3	1
辽宁省	943	166 831	36 685	9 043	207	41	20	45	56	42	44
吉林省	311	52 438	19 610	3 957	82	7	6	6	25	21	24
黑龙江省	643	108 234	29 504	12 566	678	96	12	486	62	10	108
上海市	477	105 640	51 696	20 086	513	158	99	124	128	51	111
江苏省	689	152 967	75 298	22 838	283	78	51	32	63	52	85
浙江省	251	47 235	31 273	11 266	155	81	23	19	59	17	37
安徽省	510	72 755	24 295	4 731	177	60	17	28	56	22	54
福建省	120	26 909	11 627	4 434	45	5	17	6	12	9	1
江西省	117	20 898	16 418	2 800	22	6	2	5	7	2	6
山东省	398	133 934	32 890	9 965	159	72	24	20	71	35	9
河南省	764	110 734	30 175	5 392	29	12	2	6	6	13	2
湖北省	749	151 877	52 318	16 877	116	13	15	14	24	18	45
湖南省	642	108 219	32 013	5 090	134	31	18	23	41	17	35
广东省	448	104 287	43 134	9 468	158	34	11	56	50	28	13
广西壮族自治区	100	17 591	16 966	2 410	7	1	3	3	1	0	0
海南省	68	14 643	2 243	292	5	5	1	3	1	0	0
重庆市	247	55 231	19 317	4 944	60	14	4	7	11	23	15
四川省	518	98 137	42 041	11 644	179	30	19	13	33	27	87
贵州省	62	9 392	7 388	355	8	8	3	5	0	0	0
云南省	192	26 041	10 811	1 708	26	3	4	0	3	19	0
西藏自治区	1	202	497	14	6	4	1	5	0	0	0
陕西省	624	118 245	41 417	10 240	187	20	22	6	34	23	102
甘肃省	203	34 466	9 978	2 044	15	3	2	1	2	10	0
青海省	17	2 067	1 788	65	1	0	0	0	0	1	0
宁夏回族自治区	39	6 016	4 830	532	10	5	0	10	0	0	0
新疆维吾尔自治区	108	12 340	8 006	674	9	4	3	5	1	0	0

学校科技成果

知识产权与专利											
专利申请数（项）				专利授权数（项）				专利出售数			其他知识产权*
合计	发明专利	实用新型	外观设计	合计	发明专利	实用新型	外观设计	合同数(项)	总金额(千元)	当年实际收入(千元)	
88 957	**54 171**	**23 991**	**10 795**	**49 436**	**24 988**	**17 496**	**6 952**	**2 143**	**822 901**	**468 540**	**3 938**
9 393	8 117	1 232	44	5 391	4 296	1 054	41	166	177 826	108 113	837
2 949	2 044	467	438	1 114	693	314	107	79	36 652	32 622	55
1 036	565	440	31	808	328	429	51	85	18 963	17 243	90
527	468	57	2	283	244	38	1	53	5 003	4 003	45
137	71	41	25	109	64	33	12	1	50	50	6
4 652	2 078	965	1 609	2 136	796	948	392	52	54 750	8 969	21
1 253	839	390	24	703	413	286	4	7	6 440	5 434	33
3 477	2 173	1 029	275	2 083	1 234	685	164	101	5 441	5 261	92
7 901	5 540	1 675	686	4 664	2 597	1 317	750	194	134 282	45 015	300
14 994	8 131	3 011	3 852	7 942	2 940	2 518	2 484	256	84 930	55 725	439
8 569	4 179	2 639	1 751	6 029	2 324	2 180	1 525	240	70 021	49 496	537
1 511	958	451	102	697	383	276	38	42	4 770	4 505	24
1 347	987	353	7	670	409	255	6	42	14 285	7 368	73
1 335	533	622	180	529	150	278	101	5	170	170	15
5 998	1 913	3 989	96	2 707	845	1 821	41	86	17 892	11 534	51
2 132	1 301	664	167	891	428	410	53	24	42 864	6 670	50
3 659	2 287	923	449	2 139	1 153	681	305	227	27 232	16 437	53
1 904	1 244	640	20	1 226	665	540	21	30	7 756	5 896	50
3 803	2 590	1 064	149	2 341	1 273	815	253	81	42 845	21 910	197
831	506	275	50	373	148	184	41	69	6 018	4 005	183
113	91	22	0	43	30	13	0	4	465	465	0
1 615	1 211	362	42	1 091	682	378	31	102	6 810	15 500	35
2 775	1 890	596	289	1 621	888	458	275	71	28 577	15 228	96
246	138	105	3	131	50	80	1	3	480	1 440	8
1 059	583	459	17	527	229	293	5	17	9 151	8 551	126
4	4	0	0	3	3	0	0	0	0	0	0
5 014	3 215	1 314	485	2 841	1 524	1 070	247	97	18 518	16 420	477
520	380	139	1	232	141	90	1	9	710	510	27
22	19	3	0	12	10	2	0	0	0	0	14
28	18	9	1	27	14	11	2	0	0	0	0
153	98	55	0	73	34	39	0	0	0	0	4

表 47 部委高等

	出版科技著作		发表学术论文（篇）		国际级项目验收（项）						
	数量（部）	字数（千字）	合计	其中：国外学术刊物	合计	其中：与其他单位合作	项目来源				
							973计划	科技攻关计划	863计划	自然基金项目	其他
合计	**2 643**	**729 619**	**317 863**	**124 867**	**3 703**	**832**	**374**	**790**	**935**	**324**	**1 280**
中央办公厅	0	0	78	3	3	0	0	0	2	1	0
国家民族事务委员会	37	8 631	2 601	995	4	2	0	2	0	2	0
公安部	14	3 606	655	40	0	0	0	0	0	0	0
工业和信息化部	241	65 840	33 019	14 535	1 336	142	28	482	168	46	612
交通运输部	52	10 638	1 572	655	0	0	0	0	0	0	0
教育部	2 236	626 161	269 297	104 433	2 206	632	328	290	717	256	615
中国民用航空局	10	3 988	1 067	334	0	0	0	0	0	0	0
中国地震局	0	0	135	35	0	0	0	0	0	0	0
国家林业局	0	0	91	0	0	0	0	0	0	0	0
国务院侨务办公室	11	997	5 372	1 832	11	8	2	2	5	2	0
国家安全生产监督管理总局	26	5 832	672	38	0	0	0	0	0	0	0
中国科学院	2	25	3 201	1 964	143	48	16	14	43	17	53
总装备部	14	3 901	103	3	0	0	0	0	0	0	0

学校科技成果

知识产权与专利											
专利申请数（项）				专利授权数（项）				专利出售数			其他知识产权*
合计	发明专利	实用新型	外观设计	合计	发明专利	实用新型	外观设计	合同数（项）	总金额（千元）	当年实际收入（千元）	
43 574	**32 560**	**6 787**	**4 227**	**24 987**	**16 109**	**6 087**	**2 791**	**991**	**509 153**	**268 373**	**1 895**
2	2	0	0	1	0	1	0	0	0	0	0
468	113	350	5	329	17	307	5	3	360	160	11
5	3	2	0	3	3	0	0	0	0	0	2
5 759	4 733	578	448	3 168	2 533	509	126	134	28 225	31 085	330
204	105	97	2	263	60	203	0	1	2 000	2 000	0
36 474	27 127	5 595	3 752	20 892	13 254	4 984	2 654	847	478 100	234 928	1 551
85	42	25	18	36	13	18	5	0	0	0	1
0	0	0	0	0	0	0	0	0	0	0	0
0	0	0	0	0	0	0	0	0	0	0	0
299	188	111	0	119	78	41	0	5	368	100	0
5	2	3	0	1	0	1	0	0	0	0	0
271	245	25	1	173	151	22	0	1	100	100	0
2	0	1	1	2	0	1	1	0	0	0	0

表 48　地方高等学校

	出版科技著作		发表学术论文（篇）		国际级项目验收（项）						
							项目来源				
	数量（部）	字数（千字）	合计	其中：国外学术刊物	合计	其中：与其他单位合作	973计划	科技攻关计划	863计划	自然基金项目	其他
合计	**8 447**	**1 436 012**	**468 949**	**84 405**	**920**	**273**	**109**	**265**	**196**	**230**	**120**
北京市	331	79 187	17 021	3 932	40	18	4	12	9	11	4
天津市	132	21 760	9 107	1 295	52	27	5	25	15	5	2
河北省	294	70 915	21 584	3 695	50	9	4	12	9	7	18
山西省	273	40 107	11 402	1 568	7	2	1	3	1	2	0
内蒙古自治区	170	29 912	8 896	1 025	9	0	2	2	1	3	1
辽宁省	803	131 617	27 294	4 825	96	9	6	13	19	33	25
吉林省	220	35 581	12 068	1 556	44	4	3	4	4	14	19
黑龙江省	452	72 300	14 519	3 102	13	5	4	6	3	0	0
上海市	254	50 711	11 340	3 530	38	6	8	15	5	10	0
江苏省	443	82 807	43 518	11 722	118	46	19	19	30	29	21
浙江省	229	42 169	19 695	6 229	39	9	7	10	18	1	3
安徽省	478	63 634	19 059	2 552	28	12	0	13	11	4	0
福建省	111	22 257	7 637	1 492	18	0	4	5	6	3	0
江西省	117	20 898	16 418	2 800	22	6	2	5	7	2	6
山东省	341	53 395	23 407	6 054	44	14	7	13	7	17	0
河南省	764	110 734	30 175	5 392	29	12	2	6	6	13	2
湖北省	483	72 534	21 850	3 686	14	4	2	7	2	3	0
湖南省	496	70 231	20 929	2 821	31	8	4	7	11	9	0
广东省	309	68 895	23 151	3 905	57	23	1	39	7	5	5
广西壮族自治区	100	17 591	16 966	2 410	7	1	3	3	1	0	0
海南省	68	14 643	2 243	292	5	5	1	3	1	0	0
重庆市	203	39 007	11 703	2 020	30	7	2	4	2	21	1
四川省	331	57 763	17 518	2 442	50	21	6	12	12	17	3
贵州省	62	9 392	7 388	355	8	8	3	5	0	0	0
云南省	192	26 041	10 811	1 708	26	3	4	0	3	19	0
西藏自治区	1	202	497	14	6	4	1	5	0	0	0
陕西省	445	83 462	21 237	2 172	17	0	1	2	3	1	10
甘肃省	181	27 844	7 562	910	3	2	0	1	2	0	0
青海省	17	2 067	1 788	65	1	0	0	0	0	1	0
宁夏回族自治区	39	6 016	4 160	162	9	4	0	9	0	0	0
新疆维吾尔自治区	108	12 340	8 006	674	9	4	3	5	1	0	0

知识产权与专利											
专利申请数（项）				专利授权数（项）				专利出售数			其他知识产权*
合计	发明专利	实用新型	外观设计	合计	发明专利	实用新型	外观设计	合同数（项）	总金额（千元）	当年实际收入（千元）	
45 383	**21 611**	**17 204**	**6 568**	**24 449**	**8 879**	**11 409**	**4 161**	**1 152**	**313 748**	**200 167**	**2 043**
1 495	968	510	17	948	524	411	13	17	26 900	19 060	136
1 505	746	339	420	498	176	220	102	31	3 622	1 022	42
1 027	561	435	31	805	326	428	51	85	18 963	17 243	88
527	468	57	2	283	244	38	1	53	5 003	4 003	45
137	71	41	25	109	64	33	12	1	50	50	6
3 068	1 037	428	1 603	1 120	320	413	387	15	1 044	770	10
457	272	181	4	277	137	136	4	7	6 440	5 434	28
1 528	513	837	178	895	202	572	121	6	311	131	18
3 392	1 740	1 195	457	2 164	707	864	593	27	6 462	1 758	131
5 182	3 307	1 497	378	2 699	1 281	1 215	203	141	52 143	32 482	289
6 281	2 230	2 304	1 747	4 114	1 089	1 521	1 504	154	39 784	26 081	525
903	459	350	94	358	133	193	32	41	4 670	4 405	24
811	592	214	5	424	229	191	4	28	12 627	5 778	25
1 335	533	622	180	529	150	278	101	5	170	170	15
4 786	996	3 694	96	2 053	425	1 587	41	43	5 472	3 909	19
2 132	1 301	664	167	891	428	410	53	24	42 864	6 670	50
1 349	531	387	431	825	254	306	265	145	10 335	7 755	15
1 094	534	541	19	659	213	432	14	30	7 756	5 896	50
1 826	1 041	645	140	1 151	505	486	160	55	37 705	18 890	79
831	506	275	50	373	148	184	41	69	6 018	4 005	183
113	91	22	0	43	30	13	0	4	465	465	0
603	336	227	40	462	197	237	28	58	4 691	14 626	4
1 187	608	307	272	726	244	220	262	36	7 577	6 728	16
246	138	105	3	131	50	80	1	3	480	1 440	8
1 059	583	459	17	527	229	293	5	17	9 151	8 551	126
4	4	0	0	3	3	0	0	0	0	0	0
1 995	1 080	724	191	1 109	408	540	161	48	2 335	2 335	69
316	236	79	1	166	108	57	1	9	710	510	24
22	19	3	0	12	10	2	0	0	0	0	14
19	12	7	0	22	11	10	1	0	0	0	0
153	98	55	0	73	34	39	0	0	0	0	4

表 49　各类

	合同数（项）						
	合计	国有企业	外资企业	民营企业	其他	合计	国有企业
合计	**10 550**	**3 511**	**517**	**5 410**	**1 112**	**3 756 995**	**1 205 670**
按学校规格分							
“211”及省部共建高等学校	5 391	1 632	389	2 709	661	2 667 143	830 598
其他本科高等学校	5 135	1 878	127	2 679	451	1 086 593	374 372
高等专科学校	24	1	1	22	0	3 259	700
按学校隶属分							
部委院校	763	194	31	309	229	174 381	67 749
教育部直属院校	3 776	1 165	258	2 038	315	2 094 105	699 011
地方院校	6 011	2 152	228	3 063	568	1 488 509	438 910
按学校类型分							
综合大学	3 437	980	274	1 851	332	1 451 375	341 208
工科院校	5 074	1 597	197	2 648	632	1 960 643	775 231
农林院校	1 336	747	9	483	97	141 706	44 499
医药院校	169	27	2	140	0	126 460	28 735
师范院校	318	54	34	188	42	64 362	13 152
其　　他	216	106	1	100	9	12 449	2 845

高等学校技术转让

合同金额（千元）			当年实际收入（千元）				
外资企业	民营企业	其他	合计	国有企业	外资企业	民营企业	其他
204 108	**1 845 637**	**501 580**	**2 409 798**	**821 243**	**144 487**	**1 106 270**	**337 798**
145 822	1 274 083	416 640	1 596 390	513 555	103 970	712 190	266 675
58 196	569 085	84 940	810 893	306 988	40 467	392 315	71 123
90	2 469	0	2 515	700	50	1 765	0
8 611	55 837	42 184	101 460	40 202	4 643	34 579	22 036
120 858	1 036 520	237 716	1 261 043	428 590	88 724	579 763	163 966
74 639	753 280	221 680	1 047 295	352 451	51 120	491 928	151 796
61 243	863 935	184 989	886 673	260 213	48 734	461 671	116 055
109 578	776 802	299 032	1 301 871	485 183	71 135	534 086	211 467
466	81 329	15 412	95 433	40 489	443	47 516	6 985
19 600	78 125	0	63 158	17 875	19 600	25 683	0
13 210	36 115	1 885	41 137	9 909	4 499	25 240	1 489
11	9 331	262	21 526	7 574	76	12 074	1 802

表 50　分地区高等

	合同数（项）						
	合计	国有企业	外资企业	民营企业	其他	合计	国有企业
合计	**10 550**	**3 511**	**517**	**5 410**	**1 112**	**3 756 995**	**1 205 670**
北京市	931	316	73	408	134	1 026 849	266 203
天津市	340	112	34	166	28	103 312	30 740
河北省	336	125	23	118	70	83 631	33 377
山西省	88	49	1	37	1	5 696	2 307
内蒙古自治区	11	6	0	5	0	3 200	1 600
辽宁省	205	44	2	135	24	105 683	46 579
吉林省	211	127	0	84	0	33 000	12 536
黑龙江省	292	79	3	172	38	63 427	40 110
上海市	1 168	396	152	536	84	534 802	216 909
江苏省	1 977	406	65	1 223	283	525 132	113 099
浙江省	607	94	8	439	66	164 042	30 364
安徽省	960	388	9	375	188	124 526	44 391
福建省	563	484	34	43	2	48 826	20 522
江西省	130	31	1	95	3	62 628	19 150
山东省	332	47	4	281	0	59 482	10 787
河南省	183	35	0	129	19	86 901	13 444
湖北省	303	74	9	190	30	60 686	28 386
湖南省	325	87	8	228	2	60 134	22 470
广东省	258	32	13	190	23	136 816	20 875
广西壮族自治区	92	25	0	43	24	11 090	3 323
海南省	4	2	0	2	0	465	200
重庆市	448	226	64	118	40	176 823	67 474
四川省	334	102	11	204	17	129 853	57 665
贵州省	8	0	0	7	1	1 236	0
云南省	18	2	0	16	0	9 951	2 800
西藏自治区							
陕西省	398	203	2	158	35	137 274	99 259
甘肃省	10	5	1	4	0	730	380
青海省							
宁夏回族自治区							
新疆维吾尔自治区	18	14	0	4	0	800	720

学校技术转让

合同金额（千元）			当年实际收入（千元）				
外资企业	民营企业	其他	合计	国有企业	外资企业	民营企业	其他
204 108	**1 845 637**	**501 580**	**2 409 798**	**821 243**	**144 487**	**1E+06**	**337 798**
69 850	497 377	193 419	592 356	177 920	48 944	233 550	131 942
8 941	56 216	7 415	64 658	22 274	6 635	30 244	5 505
3 390	31 202	15 662	62 973	29 727	3 084	22 709	7 453
30	3 349	10	4 635	2 268	30	2 327	10
0	1 600	0	1 720	820	0	900	0
11 050	46 254	1 800	31 830	7 104	3 050	19 998	1 678
0	20 464	0	19 337	8 544	0	10 793	0
630	21 827	860	45 712	33 763	630	10 479	840
34 368	163 639	119 886	368 368	130 136	27 989	141 261	68 982
20 049	312 167	79 817	400 416	83 383	14 474	240 499	62 060
1 417	110 398	21 863	105 834	18 977	1 174	72 354	13 329
1 706	50 377	28 052	92 502	34 165	1 682	36 576	20 079
13 210	14 084	1 010	32 546	20 224	4 499	7 533	290
320	41 820	1 338	52 386	16 006	290	35 077	1 013
515	48 180	0	41 551	7 350	383	33 818	0
0	72 987	470	30 729	7 719	0	22 540	470
608	30 059	1 633	45 680	24 084	409	19 937	1 250
636	36 658	370	39 009	14 923	625	23 421	40
22 465	89 474	4 002	89 736	10 491	22 172	54 207	2 866
0	5 644	2 123	6 937	1 380	0	2 772	2 785
0	265	0	465	200	0	265	0
7 821	92 105	9 423	99 481	60 852	5 974	23 806	8 849
6 535	57 674	7 979	68 989	36 536	1 830	25 936	4 687
0	986	250	2 230	0	0	2 160	70
0	7 151	0	9 351	2 800	0	6 551	0
517	33 300	4 198	99 187	68 817	563	26 207	3 600
50	300	0	530	180	50	300	0
0	80	0	650	600	0	50	0

表 51　部委高等

	合同数（项）						
	合计	国有企业	外资企业	民营企业	其他	合计	国有企业
合计	**4 539**	**1 359**	**289**	**2 347**	**544**	**2 268 486**	**766 760**
国家民族事务委员会	61	16	0	45	0	5 250	1 080
工业和信息化部	365	141	22	125	77	84 913	47 433
交通运输部	1	1	0	0	0	2 000	2 000
教育部	3 776	1 165	258	2 038	315	2 094 105	699 011
中国民用航空局	3	3	0	0	0	2 350	2 350
国务院侨务办公室	106	12	7	76	11	21 037	6 696
中国科学院	227	21	2	63	141	58 831	8 190

学校技术转让

合同金额（千元）			当年实际收入（千元）				
外资企业	民营企业	其他	合计	国有企业	外资企业	民营企业	其他
129 469	**1 092 357**	**279 900**	**1 362 503**	**468 792**	**93 367**	**614 342**	**186 002**
0	4 170	0	4 171	940	0	3 231	0
4 910	18 358	14 212	41 347	29 054	1 195	9 122	1 976
0	0	0	2 000	2 000	0	0	0
120 858	1 036 520	237 716	1 261 043	428 590	88 724	579 763	163 966
0	0	0	1 230	1 230	0	0	0
2 115	10 339	1 887	17 371	4 267	1 862	9 971	1 271
1 586	22 970	26 085	35 341	2 711	1 586	12 255	18 789

表 52　地方高等

	合同数（项）						
	合计	国有企业	外资企业	民营企业	其他	合计	国有企业
合计	**6 011**	**2 152**	**228**	**3 063**	**568**	**1 488 509**	**438 910**
北京市	122	9	3	80	30	81 757	6 035
天津市	31	2	0	29	0	3 622	300
河北省	336	125	23	118	70	83 631	33 377
山西省	88	49	1	37	1	5 696	2 307
内蒙古自治区	11	6	0	5	0	3 200	1 600
辽宁省	108	17	1	66	24	46 937	7 332
吉林省	196	125	0	71	0	23 862	9 046
黑龙江省	79	62	0	16	1	41 159	38 240
上海市	471	143	79	167	82	210 314	35 399
江苏省	1 144	175	23	808	138	238 623	45 041
浙江省	446	54	4	345	43	89 130	11 163
安徽省	526	276	7	199	44	46 230	27 743
福建省	547	484	34	27	2	45 608	20 522
江西省	130	31	1	95	3	62 628	19 150
山东省	249	38	3	208	0	34 062	7 247
河南省	183	35	0	129	19	86 901	13 444
湖北省	166	42	9	85	30	14 960	7 239
湖南省	142	45	7	88	2	32 334	13 080
广东省	89	10	4	73	2	106 800	13 256
广西壮族自治区	92	25	0	43	24	11 090	3 323
海南省	4	2	0	2	0	465	200
重庆市	280	161	21	72	26	87 566	49 327
四川省	269	94	7	168	0	60 894	23 195
贵州省	8	0	0	7	1	1 236	0
云南省	18	2	0	16	0	9 951	2 800
陕西省	248	121	0	101	26	58 323	47 444
甘肃省	10	5	1	4	0	730	380
新疆维吾尔自治区	18	14	0	4	0	800	720

学校技术转让

合同金额（千元）			当年实际收入（千元）				
外资企业	民营企业	其他	合计	国有企业	外资企业	民营企业	其他
74 639	**753 280**	**221 680**	**1 047 295**	**352 451**	**51 120**	**491 928**	**151 796**
390	60 918	14 414	51 049	2 099	292	38 373	10 285
0	3 322	0	1 022	200	0	822	0
3 390	31 202	15 662	62 973	29 727	3 084	22 709	7 453
30	3 349	10	4 635	2 268	30	2 327	10
0	1 600	0	1 720	820	0	900	0
11 000	26 805	1 800	19 470	3 814	3 000	10 978	1 678
0	14 816	0	15 999	7 154	0	8 845	0
0	2 889	30	34 582	31 893	0	2 679	10
12 083	43 036	119 796	120 720	20 309	7 155	24 379	68 877
5 500	153 057	35 025	231 752	50 357	5 685	138 293	37 417
331	63 422	14 214	53 947	7 408	231	38 057	8 251
120	16 782	1 585	39 927	23 592	96	15 245	994
13 210	10 866	1 010	29 396	20 224	4 499	4 383	290
320	41 820	1 338	52 386	16 006	290	35 077	1 013
165	26 650	0	23 926	6 400	138	17 388	0
0	72 987	470	30 729	7 719	0	22 540	470
608	5 480	1 633	10 205	4 210	409	4 336	1 250
436	18 448	370	20 839	8 385	425	11 989	40
19 740	73 284	520	65 288	5 301	19 700	40 287	0
0	5 611	2 123	6 937	1 380	0	2 772	2 785
0	265	0	465	200	0	265	0
5 181	24 644	8 414	73 703	47 056	4 206	14 197	8 244
2 085	35 614	0	38 715	17 636	1 830	19 249	0
0	986	250	2 230	0	0	2 160	70
0	7 151	0	9 351	2 800	0	6 551	0
0	7 863	3 016	44 149	34 713	0	6 777	2 659
50	300	0	530	180	50	300	0
0	80	0	650	600	0	50	0

第二部分

高等学校科技活动概况

表 53　各类高等

	教学与科研人员（人）			研究与发展人员（人年）				科技经费（千元）				
	合计	其中：科学家与工程师		合计	其中：科学家与工程师		全时当量人员	合计*	当年拨入			
		小计	其中：高级职称		小计	其中：高级职称			小计	政府资金	企事业单位委托**	其他
合计	**835 800**	**802 655**	**298 868**	**338 428**	**331 518**	**229 258**	**270 798**	**103 022 142**	**98 058 743**	**60 244 950**	**31 774 607**	**6 039 186**
按学校规格分												
211”及省部共建高等学校	297 680	282 711	117 798	150 710	146 323	101 635	120 622	72 032 573	68 338 061	43 471 270	22 275 594	2 591 197
其他本科高等学校	470 389	454 863	160 380	178 447	176 009	120 933	142 772	30 310 697	29 070 339	16 402 372	9 332 556	3 335 411
高等专科学校	67 731	65 081	20 690	9 271	9 186	6 690	7 404	678 872	650 343	371 308	166 457	112 578
按学校隶属分												
部委院校	30 241	29 215	13 386	18 424	18 068	12 962	14 736	11 724 716	11 485 394	6 998 414	4 267 900	219 080
教委直属院校	216 346	204 445	84 679	111 158	107 580	73 194	88 985	54 479 941	51 316 301	33 148 710	16 111 204	2 056 387
地方院校	589 213	568 995	200 803	208 846	205 870	143 102	167 077	36 817 485	35 257 048	20 097 826	11 395 503	3 763 719
按学校类型分												
综合大学	257 574	244 975	92 974	112 953	109 679	73 402	90 410	34 618 375	33 454 166	22 410 988	9 367 204	1 675 974
工科院校	263 356	255 627	105 132	114 456	112 964	82 432	91 589	52 229 879	48 546 383	25 434 260	20 442 795	2 669 328
农林院校	46 405	44 185	19 111	20 148	19 646	15 368	16 111	6 132 834	6 108 656	4 924 679	871 315	312 662
医药院校	197 123	188 426	53 166	61 901	60 614	36 968	49 515	4 851 710	4 813 889	3 999 364	219 410	595 115
师范院校	57 573	56 119	23 425	23 782	23 451	17 220	19 027	4 469 097	4 423 724	3 012 987	733 363	677 374
其　　他	13 769	13 323	5 060	5 188	5 164	3 868	4 146	720 247	711 925	462 672	140 520	108 733

*指“当年拨入经费合计”（下同）。

**仅指当年实际进入学校财务（下同）。

学校科技活动概况

	科技课题				科技成果及技术转让							成果授奖（项）	
					专著		学术论文（篇）			技术转让			
当年内部支出	课题总数（项）	当年投入人数（人）	当年拨入经费（千元）	当年支出经费（千元）	数量（部）	字数（千字）	合计	其中：国外及全国性刊物发表	鉴定成果数（项）	签订合同数（项）	当年实际收入（千元）	合计	其中：国家级奖
85 264 051	**395 613**	**252 180**	**81 330 121**	**64 870 736**	**3 171**	**708 687**	**786 812**	**209 272**	**9 669**	**10 550**	**2 409 798**	**5 259**	**338**
58 588 762	200 561	114 624	58 030 324	46 239 845	1 493	351 747	366 520	139 850	2 371	5 391	1 596 390	2 632	244
26 075 065	186 226	130 618	22 884 119	18 302 466	1 632	346 741	388 559	68 515	7 050	5 135	810 893	2 550	94
600 224	8 826	6 938	415 678	328 425	46	10 199	31 733	907	248	24	2 515	77	0
0	0	0	0	0	0	0	0	0	0	0	0	0	0
8 778 180	24 332	13 590	9 851 102	7 210 437	123	26 110	48 566	20 434	407	763	101 460	332	31
44 692 410	150 435	84 678	43 557 624	35 124 279	1 167	279 135	269 059	104 430	1 476	3 776	1 261 043	2 041	206
31 793 461	220 846	153 912	27 921 395	22 536 020	1 881	403 442	469 187	84 408	7 786	6 011	1 047 295	2 886	101
28 892 168	122 276	84 088	26 069 237	20 746 618	896	207 167	249 640	86 318	2 128	3 437	886 673	1 571	113
42 527 672	166 178	89 665	43 810 283	35 211 099	1 070	252 573	308 675	83 767	3 633	5 074	1 301 871	2 187	171
5 360 005	28 292	15 531	5 021 798	4 098 040	251	48 229	46 769	9 497	615	1 336	95 433	401	35
3 885 326	43 745	42 040	2 990 133	1 988 218	649	122 761	111 368	10 800	1 981	169	63 158	790	13
4 016 940	29 816	17 059	3 003 905	2 506 792	216	48 204	57 275	16 155	902	318	41 137	215	6
581 940	5 306	3 797	434 765	319 969	89	29 753	13 085	2 735	410	216	21 526	95	0

表 54　分地区

	教学与科研人员（人）			研究与发展人员（人年）				科技经费（千元）					
	合计	其中：科学家与工程师		合计	其中：科学家与工程师		全时当量人员	合计*	当年拨入				当年内部支出
		小计	其中：高级职称		小计	其中：高级职称			小计	政府资金	企事业单位委托**	其他	
合计	**835 800**	**802 655**	**298 868**	**338 428**	**331 518**	**229 258**	**270 798**	**103 000 000**	**98 058 743**	**60 244 950**	**31 774 607**	**6 039 186**	**85 264 051**
北京市	64 184	61 315	23 840	33 219	32 571	21 856	26 570	17 967 678	17 827 356	11 459 850	5 625 493	742 013	13 626 367
天津市	20 696	19 993	6 885	9 753	9 495	6 020	7 862	3 129 300	2 699 800	1 690 316	850 443	159 041	3 015 055
河北省	30 379	29 515	11 457	8 073	7 998	6 824	6 452	1 456 596	1 315 711	585 342	602 712	127 657	1 263 181
山西省	14 947	14 252	5 325	6 528	6 453	4 621	5 221	852 789	852 789	467 185	294 128	91 476	755 785
内蒙古自治区	11 156	10 861	4 507	4 981	4 930	3 644	3 984	432 128	417 774	328 838	55 951	32 985	363 863
辽宁省	39 000	38 272	15 503	18 464	18 428	12 382	14 793	4 493 214	3 819 487	1 888 932	1 614 967	315 588	4 089 592
吉林省	30 212	29 608	11 014	20 619	20 475	10 066	16 493	2 318 009	2 317 929	1 586 419	676 947	54 563	1 766 720
黑龙江省	36 082	35 304	15 193	16 450	16 140	11 759	13 153	3 638 612	3 519 351	1 969 879	1 483 124	66 348	2 988 545
上海市	44 614	41 967	14 978	25 217	24 232	13 834	20 199	10 477 731	9 732 296	6 822 544	2 505 979	403 773	8 220 440
江苏省	52 776	51 816	21 120	22 804	22 767	17 283	18 239	10 445 501	10 077 320	5 144 691	4 415 519	517 110	8 176 847
浙江省	38 562	37 214	12 074	12 379	12 150	8 979	9 902	5 702 135	5 667 168	3 404 398	1 636 405	626 365	5 135 655
安徽省	31 307	29 920	9 906	11 883	11 528	7 530	9 502	2 701 071	2 657 154	1 903 198	543 151	210 805	2 216 410
福建省	16 292	15 560	5 477	6 498	6 265	4 277	5 194	1 577 402	1 549 668	1 136 382	240 987	172 299	1 151 598
江西省	18 984	18 337	6 257	5 448	5 402	4 015	4 355	1 296 114	1 248 462	747 966	371 552	128 944	1 173 185
山东省	40 082	38 748	15 301	19 464	18 910	12 562	15 586	3 667 651	3 441 928	2 169 278	1 027 959	244 691	2 933 005
河南省	31 328	30 612	10 627	5 770	5 738	4 682	4 614	1 672 591	1 671 697	888 768	527 488	255 441	1 511 351
湖北省	49 480	47 745	18 768	16 386	15 923	13 057	13 114	5 991 768	5 858 003	3 593 467	2 042 365	222 171	5 083 742
湖南省	39 061	37 123	14 089	12 144	11 868	9 129	9 716	3 342 916	2 889 327	1 909 623	711 061	268 643	2 778 372
广东省	52 813	47 908	16 023	18 976	17 947	12 146	15 175	5 005 282	4 828 353	3 492 719	883 179	452 455	4 693 999
广西壮族自治区	21 394	20 733	5 919	11 842	11 731	5 691	9 471	888 332	785 169	543 733	153 167	88 269	827 959
海南省	3 996	3 860	1 283	611	588	497	488	129 082	127 274	105 931	9 095	12 248	125 642
重庆市	18 452	17 244	6 654	5 730	5 502	4 492	4 580	1 840 114	1 798 748	910 309	662 271	226 168	1 703 387
四川省	35 534	33 966	12 395	15 802	15 601	11 044	12 639	4 707 243	4 178 638	1 851 395	2 097 321	229 922	4 215 434
贵州省	10 683	10 478	4 191	3 651	3 644	2 751	2 917	377 735	377 385	247 684	98 419	31 282	343 011
云南省	14 981	14 681	5 658	5 067	4 957	3 530	4 051	710 237	709 611	430 281	227 251	52 079	618 046
西藏自治区	894	838	223	549	542	222	437	49 723	49 723	48 783	0	940	40 571
陕西省	34 544	32 221	12 996	11 760	11 419	9 748	9 402	6 725 788	6 257 283	3 987 995	2 045 580	223 708	5 348 973
甘肃省	10 805	10 735	4 289	3 212	3 210	2 686	2 570	771 395	732 322	365 586	324 087	42 649	678 281
青海省	4 339	4 137	1 417	677	673	457	543	135 941	135 906	118 967	6 382	10 557	121 814
宁夏回族自治区	5 511	5 196	1 650	1 423	1 421	976	1 137	150 154	148 137	116 168	8 539	23 430	91 239
新疆维吾尔自治区	12 712	12 496	3 849	3 048	3 010	2 498	2 439	367 910	366 974	328 323	33 085	5 566	205 982

高等学校科技活动概况

科技课题				科技成果及技术转让							成果授奖（项）	
课题总数（项）	当年投入人数（人）	当年拨入经费（千元）	当年支出经费（千元）	专著		学术论文（篇）		鉴定成果数（项）	技术转让		合计	其中：国家级奖
				数量（部）	字数（千字）	合计	其中：国外及全国 性刊物发表		签订合同数（项）	当年实际收入（千元）		
395 613	**252 180**	**81 330 121**	**64 870 736**	**3 171**	**708 687**	**786 812**	**209 272**	**9 669**	**10 550**	**2 409 798**	**5 259**	**338**
44 205	23 661	14 992 580	11 662 971	440	103 118	74 545	23 226	260	931	592 356	588	71
9 543	6 908	2 639 204	2 266 627	62	17 689	16 913	6 210	157	340	64 658	106	10
8 263	6 127	1 252 973	1 109 447	103	30 970	22 838	3 808	1 212	336	62 973	151	6
4 831	4 489	643 715	533 434	67	13 008	11 402	1 568	91	88	4 635	105	2
3 916	3 387	380 973	305 513	38	5 804	8 896	1 025	69	11	1 720	24	1
15 284	13 742	3 859 360	3 465 211	219	46 752	36 685	9 043	352	205	31 830	277	9
8 949	14 270	1 929 947	1 502 512	80	16 787	19 610	3 957	1 327	211	19 337	244	4
11 755	12 123	3 186 549	2 679 386	194	35 033	29 504	12 566	839	292	45 712	266	14
27 546	19 379	6 910 704	5 187 827	221	47 600	51 696	20 086	205	1 168	368 368	332	31
31 158	19 124	8 119 458	6 618 209	216	45 783	75 298	22 838	428	1 977	400 416	436	41
22 193	9 848	4 279 492	3 519 987	68	17 301	31 273	11 266	237	607	105 834	199	18
14 126	8 422	1 614 208	1 222 465	76	14 701	24 295	4 731	292	960	92 502	172	4
9 680	4 696	1 149 034	860 890	27	8 622	11 627	4 434	48	563	32 546	79	3
8 005	4 262	1 131 081	939 261	39	5 968	16 418	2 800	148	130	52 386	58	5
17 924	14 299	2 801 119	2 100 182	146	26 923	32 890	9 965	885	332	41 551	360	17
8 761	4 561	1 559 587	1 384 001	161	37 961	30 175	5 392	1 283	183	30 729	173	6
25 257	12 732	4 767 004	3 833 502	179	46 235	52 318	16 877	354	303	45 680	314	28
15 290	9 104	2 652 947	1 933 932	110	20 845	32 013	5 090	116	325	39 009	260	15
27 189	14 685	3 687 102	2 803 198	159	41 130	43 134	9 468	159	258	89 736	198	14
8 447	8 299	686 352	539 764	28	6 793	16 966	2 410	95	92	6 937	74	2
1 234	418	73 768	62 286	29	8 643	2 243	292	34	4	465	28	0
8 929	4 986	1 565 860	1 318 884	67	17 327	19 317	4 944	67	448	99 481	112	8
20 602	11 099	4 238 795	3 899 854	152	35 062	42 041	11 644	196	334	68 989	172	13
4 826	2 487	334 022	331 169	16	4 027	7 388	355	61	8	2 230	45	0
6 313	3 572	602 291	470 183	45	8 734	10 811	1 708	72	18	9 351	86	2
171	372	32 525	30 705	1	202	497	14	3	0	0	5	0
21 819	9 371	5 022 292	3 434 756	144	30 405	41 417	10 240	176	398	99 187	219	13
4 948	2 215	701 543	573 228	30	6 248	9 978	2 044	287	10	530	76	1
496	484	72 734	32 829	1	860	1 788	65	105	0	0	13	0
1 874	950	102 446	65 090	24	3 535	4 830	532	25	0	0	38	0
2 079	2 108	340 456	183 433	29	4 621	8 006	674	86	18	650	49	0

表 55 "211"及省部共

学校名称	教学与科研人员（人）			研究与发展人员（人年）				科技经费（千元）					
	合计	其中：科学家与工程师		合计	其中：科学家与工程师		全时当量人员	合计*	当年拨入				当年内部支出
		小计	其中：高级职称		小计	其中：高级职称			小计	政府资金	企事业单位委托**	其他	
北京大学	12 601	11 987	3 939	5 288	5 042	3 417	4 230	2 342 999	2 342 999	2 048 487	265 081	29 431	1 849 158
中国人民大学	143	143	94	105	105	94	84	19 043	19 043	14 192	1 870	2 981	14 724
清华大学	5 293	5 188	2 802	4 348	4 334	2 720	3 478	3 892 514	3 892 514	2 560 788	1 010 281	321 445	2 860 661
北京交通大学	1 418	1 391	790	1 182	1 182	790	945	718 431	718 431	338 824	354 989	24 618	557 562
北京工业大学	1 796	1 702	865	1 249	1 205	865	999	640 682	609 682	382 669	224 678	2 335	519 483
北京航空航天大学	1 843	1 813	1 101	1 242	1 242	1 101	993	1 938 296	1 938 296	931 230	1 001 649	5 417	1 240 879
北京理工大学	2 257	2 234	1 095	1 720	1 720	1 095	1 376	1 601 018	1 601 018	1 173 347	420 171	7 500	1 539 561
北京科技大学	2 178	1 918	879	1 532	1 458	879	1 225	1 151 854	1 151 854	402 306	738 538	11 010	407 450
北京化工大学	791	791	426	504	504	426	403	457 532	457 532	223 073	226 690	7 769	423 613
北京邮电大学	1 393	1 282	557	911	911	557	729	407 970	404 972	174 413	155 252	75 307	357 342
中国农业大学	1 915	1 856	1 216	1 122	1 116	1 082	897	952 417	952 417	853 828	76 219	22 370	942 853
北京林业大学	1 136	1 070	498	724	705	498	579	149 874	149 874	132 737	13 623	3 514	134 330
北京中医药大学	2 153	2 130	765	1 039	1 027	730	830	92 816	92 816	83 774	6 666	2 376	47 438
北京师范大学	1 425	1 396	816	888	888	816	710	410 124	410 124	356 389	53 735	0	366 374
中国传媒大学	422	411	188	266	252	188	212	25 823	25 823	18 262	6 552	1 009	16 493
中央民族大学	224	222	111	187	186	111	150	10 981	10 981	7 129	2 536	1 316	15 056
中国政法大学	69	69	42	48	48	42	39	9 164	9 164	7 538	154	1 472	7 273
华北电力大学	1 376	1 373	599	443	443	408	354	271 487	271 487	96 979	153 531	20 977	248 611
中国矿业大学（北京）	559	529	255	477	465	255	382	381 240	381 240	127 889	164 351	89 000	275 429
中国石油大学（北京）	901	848	427	654	654	427	523	604 209	604 209	244 097	358 638	1 474	389 019
中国地质大学（北京）	894	862	370	502	474	370	402	524 708	524 708	366 409	126 004	32 295	384 795
南开大学	1 827	1 675	753	1 827	1 675	753	1 499	506 431	506 431	443 720	52 106	10 605	555 139
天津大学	2 739	2 723	1 525	1 391	1 379	1 327	1 113	1 648 516	1 224 972	744 447	474 685	5 840	1 513 147
天津医科大学	7 094	6 751	1 444	1 552	1 482	926	1 242	144 390	138 434	98 432	4 157	35 845	163 788
河北大学	1 040	1 026	472	532	525	452	426	73 675	73 675	49 033	4 084	20 558	70 286
河北工业大学	1 586	1 555	742	660	642	584	528	246 956	118 774	67 264	49 923	1 587	226 472
山西大学	975	901	361	475	453	361	380	172 430	172 430	114 874	47 249	10 307	168 942
太原理工大学	1 836	1 824	904	1 106	1 094	904	885	236 728	236 728	111 050	88 424	37 254	193 307
内蒙古大学	588	550	294	487	464	294	390	105 852	105 852	81 633	7 241	16 978	68 900
辽宁大学	493	493	227	182	182	162	145	18 111	17 994	11 557	4 698	1 739	19 064

建高等学校科技活动概况

科技课题				科技成果及技术转让							成果授奖（项）	
				专著		学术论文（篇）			技术转让			
课题总数（项）	当年投入人数（人）	当年拨入经费（千元）	当年支出经费（千元）	数量（部）	字数（千字）	合计	其中：国外及全国性刊物发表	鉴定成果数（项）	签订合同数（项）	当年实际收入（千元）	合计	其中：国家级奖
3 815	3 751	1 664 145	1 341 169	31	6 213	12 689	5 473	21	40	15 065	51	10
162	71	18 404	14 085	3	1 056	230	100	0	0	0	0	0
5 135	3 269	3 492 039	2 273 971	45	13 899	9 801	3 163	45	649	484 106	115	15
3 311	830	654 182	590 109	17	4 192	1 670	413	6	8	290	29	2
2 275	839	404 792	389 346	14	3 964	3 884	1 538	8	93	45 319	31	0
4 745	858	1 908 700	1 214 368	0	0	4 271	1 019	32	0	0	32	5
1 859	1 161	1 378 874	1 217 464	24	8 382	4 807	1 514	25	12	19 180	32	6
2 536	1 054	986 029	737 580	13	3 882	3 467	623	28	18	1 460	59	5
1 027	410	403 356	331 526	2	57	2 125	715	12	24	13 294	8	1
1 388	666	399 976	333 359	22	5 580	2 421	1 793	1	27	600	7	1
4 152	817	793 059	881 875	17	3 080	3 761	1 562	13	9	1 820	36	4
873	504	129 534	111 645	28	3 511	1 308	530	1	11	1 032	14	3
496	718	83 004	53 782	20	2 215	1 107	62	0	0	0	0	0
2 198	592	258 758	287 462	28	5 489	2 169	1 225	3	0	0	7	1
332	177	24 230	14 234	2	525	528	57	12	0	0	0	0
61	133	9 542	4 076	4	580	395	144	0	0	0	0	0
61	32	2 368	1 516	3	925	62	12	0	0	0	0	0
697	605	208 082	129 566	18	3 731	2 915	450	5	0	0	9	1
811	319	254 580	164 425	14	2 473	1 350	81	0	0	0	54	3
1 356	445	599 674	477 899	5	1 045	999	181	5	9	1 460	25	5
1 163	361	488 290	432 456	10	2 740	1 371	174	6	2	3 000	11	1
1 618	1 260	462 253	462 253	21	9 379	2 113	1 226	6	267	52 106	7	1
3 220	1 136	1 504 980	1 226 469	8	1 815	5 085	3 412	20	39	10 300	32	6
855	1 037	67 296	32 977	20	4 413	1 912	325	58	1	50	10	0
529	431	55 302	44 833	0	0	1 393	283	51	32	3 500	8	0
526	546	239 191	222 685	9	958	2 396	734	51	72	14 976	12	0
610	328	116 591	106 239	3	730	1 054	375	7	15	1 995	9	0
1 104	747	171 862	122 637	20	4 165	2 658	416	15	70	2 498	12	0
754	369	101 115	86 581	15	1 468	502	330	0	1	50	0	0
105	123	12 198	8 988	4	1 420	291	59	6	12	2 450	1	0

学校名称	教学与科研人员（人）			研究与发展人员（人年）				科技经费（千元）					
	合计	其中：科学家与工程师		合计	其中：科学家与工程师		全时当量人员	合计*	当年拨入				当年内部支出
		小计	其中：高级职称		小计	其中：高级职称			小计	政府资金	企事业单位委托**	其他	
大连理工大学	2 391	2 309	1 170	1 313	1 313	1 170	1 051	1 058 000	821 001	446 058	304 514	70 429	1 018 376
东北大学	2 346	2 302	1 074	710	691	519	568	1 066 209	990 679	314 206	648 000	28 473	996 390
大连海事大学	1 709	1 645	900	1 479	1 479	900	1 184	426 394	375 921	183 504	192 090	327	373 864
吉林大学	13 671	13 454	4 676	11 324	11 260	4 600	9 060	1 421 337	1 421 307	967 961	441 721	11 625	996 945
延边大学	2 081	2 019	686	985	948	664	788	65 247	65 247	61 596	2 012	1 639	39 749
东北师范大学	723	710	386	568	564	386	454	133 945	133 945	107 142	24 463	2 340	130 252
哈尔滨工业大学	2 876	2 876	1 790	2 073	2 073	1 790	1 658	1 832 402	1 734 502	710 163	1 024 339	0	1 265 124
哈尔滨工程大学	2 390	2 330	1 164	1 827	1 817	1 164	1 461	647 742	647 742	522 952	122 648	2 142	624 815
东北农业大学	897	870	336	274	265	210	219	176 752	176 752	160 234	7 771	8 747	143 884
东北林业大学	1 526	1 520	712	676	676	463	541	117 543	117 543	75 992	31 011	10 540	99 551
复旦大学	7 792	6 945	2 222	5 083	4 970	2 222	4 066	1 960 073	1 960 073	1 688 340	201 603	70 130	1 551 611
同济大学	5 472	5 292	1 990	2 107	2 079	1 672	1 686	1 987 065	1 402 476	1 026 193	347 137	29 146	1 676 642
上海交通大学	13 085	12 229	4 546	8 448	7 757	4 234	6 783	2 792 688	2 792 688	2 114 165	561 094	117 429	1 809 852
华东理工大学	1 566	1 564	847	497	497	427	398	588 903	588 903	395 146	183 329	10 428	528 955
东华大学	1 162	1 065	552	637	597	521	510	325 817	310 817	107 099	193 233	10 485	262 578
华东师范大学	1 281	1 119	633	935	918	633	748	415 140	415 140	362 703	35 589	16 848	315 460
上海大学	2 523	2 400	887	1 144	1 131	887	915	605 569	605 569	167 962	434 577	3 030	510 136
南京大学	1 858	1 845	1 068	1 466	1 460	1 068	1 173	1 037 334	898 971	676 451	221 520	1 000	642 025
苏州大学	2 631	2 614	1 188	1 462	1 461	1 188	1 169	506 914	506 914	161 672	300 478	44 764	467 938
东南大学	3 837	3 656	1 495	2 103	2 100	1 430	1 682	1 543 298	1 343 298	710 335	608 754	24 209	1 100 550
南京航空航天大学	1 947	1 925	985	1 084	1 084	985	867	728 000	728 000	372 549	349 588	5 863	727 800
南京理工大学	2 125	2 100	899	1 431	1 431	899	1 145	834 372	834 372	339 643	376 035	118 694	426 355
中国矿业大学	1 773	1 756	835	649	649	574	519	792 913	792 913	113 401	659 880	19 632	637 021
河海大学	2 024	2 008	833	820	820	755	656	559 014	559 014	269 533	275 222	14 259	396 386
江南大学	1 338	1 285	745	316	316	310	253	422 651	422 651	167 171	248 741	6 739	395 155
南京农业大学	1 640	1 613	728	1 036	1 034	728	829	364 167	364 167	315 413	29 620	19 134	287 759
中国药科大学	844	833	326	400	400	326	320	137 040	137 040	99 498	31 349	6 193	121 566
南京师范大学	1 234	1 223	716	535	535	520	428	258 799	258 799	135 300	109 925	13 574	230 766
浙江大学	13 600	13 019	4 001	3 583	3 501	2 596	2 866	3 215 285	3 215 285	2 094 765	959 114	161 406	3 046 151
安徽大学	1 035	972	366	690	685	366	552	140 545	140 545	72 705	60 100	7 740	124 032

续表

科技课题				科技成果及技术转让							成果授奖（项）	
				专著		学术论文（篇）			技术转让			
课题总数（项）	当年投入人数（人）	当年拨入经费（千元）	当年支出经费（千元）	数量（部）	字数（千字）	合计	其中：国外及全国性刊物发表	鉴定成果数（项）	签订合同数（项）	当年实际收入（千元）	合计	其中：国家级奖
3 097	1 200	871 915	835 036	17	3 292	3 472	1 415	9	25	6 299	20	3
1 888	810	1 051 281	975 590	30	8 465	4 003	2 007	28	13	50	40	2
1 055	997	324 038	300 418	12	1 846	1 572	655	6	1	2 000	2	0
3 532	7 793	1 236 221	998 456	51	9 018	6 719	1 866	200	13	2 238	109	3
683	657	54 681	35 619	2	245	2 144	251	42	1	100	6	0
588	413	113 105	105 450	4	1 217	823	535	148	2	1 100	6	0
2 282	1 981	1 689 033	1 288 221	13	2 545	10 082	7 215	107	92	4 990	55	7
1 954	1 310	633 590	674 332	23	4 387	3 055	1 862	26	3	140	22	1
582	214	104 390	84 150	12	5 305	1 193	799	15	6	124	19	2
487	659	112 796	99 551	14	1 808	1 848	387	29	118	6 000	8	0
4 206	3 497	929 104	525 863	37	7 994	8 641	4 557	22	21	1 326	39	4
4 476	2 354	1 610 085	1 443 178	10	1 646	6 034	1 282	44	38	2 035	55	1
7 417	6 034	1 679 026	1 124 910	81	22 584	20 129	7 587	8	557	202 595	126	17
1 666	441	414 102	371 151	4	546	2 140	1 452	0	52	38 526	23	6
977	524	291 416	208 464	4	1 183	1 838	702	3	26	2 921	8	0
1 101	658	271 268	165 932	12	2 194	1 574	976	0	3	245	3	0
1 349	1 105	571 478	431 819	2	290	2 038	991	0	438	118 318	17	0
2 060	1 034	882 428	628 276	11	3 464	6 479	3 398	4	23	2 137	25	4
1 021	1 091	471 244	471 244	7	1 025	5 862	3 249	2	24	1 900	15	2
2 770	2 028	1 002 474	854 299	28	4 345	7 231	3 026	10	432	131 782	33	4
1 287	913	699 138	635 509	4	829	4 029	1 412	38	241	11 862	34	3
1 473	1 021	658 562	474 687	2	967	3 138	881	30	13	4 687	26	2
2 551	785	783 214	586 347	29	6 459	2 257	425	11	17	285	14	7
1 758	809	421 471	354 828	7	2 159	3 789	536	15	3	570	42	3
1 243	273	371 026	273 903	5	1 717	2 976	939	27	86	9 791	42	2
784	750	331 337	235 711	9	1 922	799	73	5	11	3 750	20	6
432	327	92 129	86 795	10	6 053	991	426	0	7	3 800	4	0
665	546	171 758	163 356	0	0	1 370	675	0	10	382	3	0
7 351	3 007	2 612 716	2 303 317	13	3 800	11 370	5 037	24	161	51 887	98	14
720	477	100 695	71 128	4	123	903	235	32	20	4 200	5	0

学校名称	教学与科研人员（人）			研究与发展人员（人年）				科技经费（千元）					
	合计	其中：科学家与工程师		合计	其中：科学家与工程师		全时当量人员	合计*	当年拨入				当年内部支出
		小计	其中：高级职称		小计	其中：高级职称			小计	政府资金	企事业单位委托**	其他	
中国科学技术大学	1 570	1 514	977	1 467	1 413	977	1 174	1 104 671	1 104 671	1 051 202	51 137	2 332	788 636
合肥工业大学	2 206	2 143	974	863	786	743	690	389 372	389 372	159 011	202 594	27 767	377 842
厦门大学	1 245	1 245	653	422	422	357	337	577 972	577 972	433 865	98 750	45 357	377 346
福州大学	1 519	1 452	633	844	797	633	675	232 372	231 179	160 505	57 203	13 471	196 500
南昌大学	5 288	5 141	1 840	1 315	1 294	892	1 051	393 935	393 935	219 687	145 761	28 487	399 064
井冈山大学	740	701	223	219	219	171	175	7 830	7 830	5 552	0	2 278	7 876
山东大学	6 143	5 662	2 733	4 123	3 830	2 558	3 297	1 069 444	1 053 223	804 477	207 609	41 137	749 579
中国海洋大学	1 867	1 704	738	897	808	643	718	412 110	394 718	276 864	115 746	2 108	323 218
中国石油大学（华东）	2 728	2 631	1 116	1 890	1 855	1 116	1 512	418 658	418 658	120 597	286 178	11 883	394 005
郑州大学	5 938	5 550	1 994	1 401	1 401	1 242	1 121	256 320	256 320	176 768	69 358	10 194	249 809
武汉大学	8 133	8 109	3 217	2 895	2 880	2 266	2 315	1 149 596	1 149 596	683 454	427 359	38 783	1 059 553
华中科技大学	8 774	8 209	3 011	4 040	3 785	2 950	3 232	1 855 622	1 804 910	1 323 024	403 431	78 455	1 421 079
中国地质大学	1 781	1 686	807	753	691	637	603	478 725	478 725	333 786	132 643	12 296	355 170
武汉理工大学	3 319	3 190	1 766	1 175	1 154	1 073	940	639 858	559 858	212 459	342 521	4 878	544 122
华中农业大学	1 326	1 267	687	578	554	530	463	509 464	509 464	449 581	51 479	8 404	431 398
华中师范大学	879	873	582	485	485	476	388	138 663	138 663	108 468	17 389	12 806	137 036
湘潭大学	1 255	1 246	571	699	692	529	559	116 552	98 901	67 204	11 981	19 716	126 928
湖南大学	1 939	1 844	943	1 094	1 007	936	876	715 065	527 846	416 652	95 558	15 636	674 148
中南大学	9 836	9 068	2 844	2 867	2 827	2 229	2 294	1 252 414	1 047 692	765 842	255 388	26 462	898 895
湖南师范大学	1 037	998	495	536	519	488	429	101 660	101 660	62 951	19 099	19 610	91 983
中山大学	11 696	9 714	2 731	5 360	4 945	2 604	4 288	1 365 479	1 358 967	1 125 426	156 602	76 939	1 599 283
暨南大学	2 722	2 418	748	1 392	1 205	663	1 113	296 054	205 661	162 998	21 419	21 244	240 077
华南理工大学	2 995	2 816	1 282	1 869	1 812	1 282	1 495	1 112 601	1 041 261	692 377	290 593	58 291	938 209
华南师范大学	1 136	1 087	481	424	397	285	339	242 646	242 646	176 416	46 162	20 068	236 967
广西大学	2 343	2 223	1 019	2 088	2 088	1 019	1 670	280 120	176 957	142 829	32 778	1 350	248 254
海南大学	1 071	1 044	495	261	238	214	209	58 095	57 695	51 495	4 360	1 840	55 438
重庆大学	2 477	2 091	1 149	754	718	705	603	746 599	733 476	275 018	424 323	34 135	707 768
西南大学	2 318	2 102	1 066	1 264	1 119	1 017	1 011	285 295	285 295	171 612	46 231	67 452	283 221
四川大学	9 071	8 608	3 598	4 690	4 678	3 410	3 752	1 728 526	1 722 654	721 605	941 320	59 729	1 526 957
西南交通大学	2 355	2 343	1 170	1 525	1 525	1 170	1 220	786 288	375 298	194 014	179 284	2 000	751 132

续表

科技课题				科技成果及技术转让								成果授奖（项）	
课题总数（项）	当年投入人数（人）	当年拨入经费（千元）	当年支出经费（千元）	专著		学术论文（篇）		鉴定成果数（项）	技术转让			合计	其中：国家级奖
				数量（部）	字数（千字）	合计	其中：国外及全国性刊物发表		签订合同数（项）	当年实际收入（千元）			
1 995	994	538 234	357 004	2	25	3 201	1 964	3	227	35 341		15	2
1 634	575	352 980	337 748	9	2 193	2 035	215	1	207	17 234		26	0
1 337	333	525 945	368 230	5	3 012	2 346	2 346	0	14	3 150		15	0
1 227	593	149 830	154 275	6	1 464	1 324	561	7	5	2 590		13	1
2 672	1 363	368 472	307 591	5	1 037	3 829	1 035	14	50	28 000		15	0
116	146	4 982	4 982	0	0	438	37	0	0	0		0	0
3 942	2 987	775 122	554 992	33	4 427	5 516	2 423	112	75	16 000		87	5
1 119	781	373 014	279 784	0	0	2 151	1 053	5	5	1 230		4	2
2 426	1 273	401 982	355 840	5	1 060	1 578	432	21	3	395		35	1
1 461	1 092	193 443	153 866	34	6 807	4 039	588	83	5	5 050		27	0
3 628	2 389	1 028 246	864 440	35	13 232	8 024	3 709	50	21	5 700		80	7
5 723	2 950	1 185 884	964 134	58	12 604	12 011	4 113	34	56	17 473		61	7
2 538	596	428 825	341 349	6	1 005	2 450	1 477	5	4	350		9	3
2 912	1 095	515 402	309 255	16	4 232	3 256	2 120	10	36	8 842		24	4
1 661	419	445 722	360 656	9	1 028	3 474	1 054	26	15	2 530		22	2
387	331	115 815	103 564	11	1 422	908	543	5	2	420		6	0
991	520	81 839	78 084	0	0	931	350	0	5	370		7	0
1 731	914	560 719	499 581	17	1 504	2 020	964	25	81	13 970		28	3
2 221	2 030	1 026 587	614 933	21	7 431	8 961	1 302	23	102	4 200		124	5
827	486	77 125	61 618	10	1 558	927	334	0	3	836		5	1
6 398	3 656	819 572	665 084	74	19 772	9 224	2 460	7	12	1 260		30	3
1 210	982	237 961	189 631	5	380	3 728	1 236	6	104	17 371		10	1
5 432	1 785	936 112	717 927	11	2 557	6 934	1 855	38	53	5 817		38	5
683	434	215 275	221 075	4	906	1 593	1 007	6	9	580		9	0
2 287	1 467	228 086	185 754	6	1 242	1 606	495	20	12	896		14	0
318	179	41 901	39 291	4	1 810	848	88	5	4	465		12	0
2 557	921	708 132	672 720	19	6 970	5 854	2 101	19	160	17 778		30	3
2 050	1 046	207 290	129 372	0	0	1 760	823	0	8	8 000		12	1
6 561	3 282	1 609 996	1 527 493	46	10 162	11 213	5 151	42	40	26 714		46	6
1 640	1 154	776 979	764 870	38	10 882	8 876	1 723	14	5	530		50	1

学校名称	教学与科研人员（人）			研究与发展人员（人年）				科技经费（千元）					
	合计	其中：科学家与工程师		合计	其中：科学家与工程师		全时当量人员	合计*	当年拨入				当年内部支出
		小计	其中：高级职称		小计	其中：高级职称			小计	政府资金	企事业单位委托**	其他	
电子科技大学	2 004	1 983	1 015	1 693	1 665	1 015	1 355	801 289	690 593	398 009	285 784	6 800	657 358
四川农业大学	1 328	1 205	437	535	498	373	428	135 213	135 213	63 913	54 920	16 380	114 858
贵州大学	1 828	1 803	967	855	851	830	684	211 449	211 449	118 781	76 660	16 008	199 901
云南大学	977	951	488	971	951	488	776	114 969	114 969	68 773	45 295	901	79 302
西藏大学	262	262	85	98	98	84	78	8 461	8 461	8 321	0	140	5 654
西北大学	1 010	962	401	554	553	401	443	268 441	266 014	214 875	50 339	800	227 470
西安交通大学	5 635	5 379	2 109	1 978	1 946	1 662	1 582	1 229 240	1 158 907	893 102	243 958	21 847	894 191
西北工业大学	2 046	1 975	1 238	1 482	1 395	1 238	1 185	1 924 759	1 924 759	1 320 154	604 605	0	1 233 168
西安电子科技大学	2 160	2 151	1 163	812	810	763	650	770 410	528 955	359 645	116 900	52 410	733 102
长安大学	1 717	1 675	886	438	438	437	350	574 371	574 371	205 844	368 527	0	518 675
西北农林科技大学	3 077	2 396	1 142	1 377	1 224	1 038	1 102	576 025	576 025	496 968	46 813	32 244	622 790
陕西师范大学	1 169	1 057	506	418	376	268	334	90 021	90 021	58 738	7 603	23 680	99 063
延安大学	1 098	884	218	113	113	86	90	9 473	9 473	7 877	150	1 446	8 138
兰州大学	2 334	2 333	1 011	976	976	896	781	301 260	301 260	178 548	121 762	950	252 634
青海大学	2 934	2 831	779	459	457	242	368	96 736	96 736	81 269	6 382	9 085	88 071
宁夏大学	936	936	432	311	311	257	249	44 028	42 011	34 815	6 540	656	30 322
新疆大学	1 333	1 287	534	691	688	534	553	109 396	109 396	82 352	25 868	1 176	58 763
石河子大学	1 783	1 751	531	461	461	367	368	127 597	127 597	127 325	0	272	48 972

注：学校数据中包含附属医院数据（下同）。

续表

科技课题				科技成果及技术转让							成果授奖（项）	
				专著		学术论文（篇）		鉴定成果数（项）	技术转让			
课题总数（项）	当年投入人数（人）	当年拨入经费（千元）	当年支出经费（千元）	数量（部）	字数（千字）	合计	其中：国外及全国性刊物发表		签订合同数（项）	当年实际收入（千元）	合计	其中：国家级奖
1 535	1 129	668 918	577 531	19	2 847	3 543	2 135	30	20	3 030	15	4
895	498	115 499	92 379	3	2 450	892	368	7	5	1 859	11	0
1 479	612	192 882	194 021	6	2 630	2 176	130	8	5	2 010	11	0
1 194	647	105 658	77 353	4	1 420	952	592	6	0	0	10	1
26	65	4 696	2 618	0	0	151	11	1	0	0	3	0
997	469	137 801	101 755	0	0	2 692	612	4	2	120	9	0
3 607	1 473	756 688	604 534	13	1 339	6 004	2 820	25	86	37 268	28	4
3 134	1 076	1 493 971	646 687	13	1 316	3 637	632	25	4	488	30	4
1 832	724	562 779	431 260	8	2 720	4 590	2 714	19	4	500	18	1
1 459	427	568 760	529 016	14	2 351	2 032	1 098	22	43	13 492	33	2
964	1 026	374 015	271 043	10	2 410	2 567	446	15	9	3 120	10	1
769	302	51 233	44 675	5	1 532	1 350	358	2	4	170	7	0
198	75	5 411	2 132	0	0	812	34	0	0	0	1	0
1 637	667	276 850	191 810	2	770	2 098	1 117	155	0	0	24	1
384	339	65 435	27 063	0	0	1 171	14	93	0	0	8	0
676	208	41 538	31 543	20	2 975	1 021	7	8	0	0	3	0
587	500	104 597	62 581	6	1 440	881	158	3	0	0	6	0
275	317	123 994	43 586	4	1 510	1 663	205	45	18	650	21	0

表 56　其他本科

学校名称	教学与科研人员（人） 合计	其中：科学家与工程师 小计	其中：科学家与工程师 其中：高级职称	研究与发展人员（人年） 合计	其中：科学家与工程师 小计	其中：科学家与工程师 其中：高级职称	全时当量人员	科技经费（千元） 合计	当年拨入 小计	当年拨入 政府资金	当年拨入 企事业单位委托（进入学校财务）	当年拨入 其他	当年内部支出
北方工业大学	368	367	187	211	211	187	168	144 058	144 058	35 162	101 189	7 707	134 590
北京工商大学	380	378	183	224	223	183	179	114 170	114 170	94 107	17 791	2 272	95 687
北京服装学院	258	258	111	136	136	111	109	25 084	25 084	15 261	7 863	1 960	24 785
北京印刷学院	265	257	112	146	146	112	117	50 698	50 698	39 065	3 345	8 288	30 983
北京建筑工程学院	678	674	385	454	454	317	363	243 493	137 414	76 575	58 324	2 515	83 954
北京石油化工学院	415	412	174	182	180	172	145	53 896	53 896	40 319	12 957	620	47 007
北京电子科技学院	215	204	76	161	160	76	128	13 581	13 581	11 425	606	1 550	20 657
北京农学院	480	446	221	248	248	221	199	47 458	47 458	15 755	28 773	2 930	53 210
首都医科大学	16 497	15 387	3 080	5 709	5 546	2 592	4 566	377 475	377 230	339 328	2 498	35 404	273 032
首都师范大学	512	495	284	292	287	269	234	146 722	146 722	137 789	8 733	200	125 229
北京信息科技大学	552	546	228	355	351	228	284	74 232	74 232	57 620	16 359	253	66 866
北京联合大学	767	764	311	448	446	311	359	56 903	56 903	42 493	3 562	10 848	45 375
北京城市学院	167	167	63	13	13	12	11	1 450	1 450	965	215	270	557
首钢工学院	147	140	54	3	3	3	3	155	155	33	82	40	142
天津科技大学	1 025	975	442	480	480	442	384	115 219	115 219	48 000	56 274	10 945	109 481
天津工业大学	1 043	993	392	662	662	392	529	213 181	213 181	52 580	146 980	13 621	214 420
中国民用航空大学	1 006	981	286	408	405	286	327	90 955	90 955	49 397	35 922	5 636	78 975
天津理工大学	821	820	314	720	719	314	576	174 104	174 104	109 195	41 648	23 261	173 126
天津农学院	441	434	200	172	166	134	138	45 606	45 606	32 945	2 848	9 813	38 814
天津中医药大学	2 631	2 603	646	900	900	563	719	60 400	60 400	58 054	732	1 614	45 767
天津师范大学	306	303	150	223	221	150	178	29 814	29 814	17 528	7 226	5 060	25 442
天津工程师范学院	510	507	222	510	507	222	423	22 767	22 767	12 225	7 823	2 719	19 744
天津商业大学	322	311	145	209	208	145	167	25 336	25 336	6 857	1 921	16 558	26 094
天津城市建设学院	633	627	251	401	401	251	320	46 917	46 917	13 346	16 147	17 424	45 020
河北工程大学	1 542	1 507	573	370	366	288	296	34 289	34 289	12 577	17 136	4 576	30 516
石家庄经济学院	559	554	185	131	131	119	105	41 712	41 712	29 627	2 951	9 134	36 200
河北联合大学	1 994	1 986	880	611	611	591	488	102 559	102 559	45 195	39 066	18 298	99 196
河北科技大学	1 320	1 316	709	583	583	547	466	111 248	101 385	32 889	55 137	13 359	88 008
河北建筑工程学院	480	466	185	143	143	110	114	4 212	4 212	2 121	300	1 791	3 675

高等学校科技活动概况

科技课题				科技成果及技术转让							成果授奖（项）	
课题总数(项)	当年投入人数（人）	当年拨入经费（千元）	当年支出经费（千元）	专著 数量（部）	专著 字数（千字）	学术论文（篇） 合计	学术论文（篇） 其中：国外及全国性刊物发表	鉴定成果数（项）	技术转让 签订合同数（项）	技术转让 当年实际收入（千元）	合计	其中：国家级奖
333	171	119 246	110 918	9	2 112	570	159	8	16	2 100	4	2
257	159	38 006	30 040	19	4 065	1 454	140	6	8	3 260	4	0
149	95	17 247	17 330	1	96	244	16	0	0	0	0	0
124	113	38 875	28 517	0	0	341	62	2	1	100	1	0
1 039	303	191 246	164 064	5	1 192	942	197	0	2	200	12	3
124	133	18 304	13 762	1	245	465	62	1	0	0	1	0
53	107	8 460	6 564	0	0	78	3	18	0	0	3	0
230	166	42 443	40 660	16	973	254	90	0	0	0	1	1
1 770	3 842	246 498	159 612	57	17 519	6 222	859	2	0	0	27	1
531	211	48 216	37 685	2	700	821	528	0	0	0	4	0
265	241	38 721	33 975	3	1 190	672	60	0	0	0	9	1
419	330	15 369	11 316	5	1 175	659	193	0	2	70	0	0
18	9	1 095	557	1	192	49	10	0	0	0	0	0
5	2	122	109	0	0	16	2	0	0	0	0	0
519	336	101 456	100 530	3	49	995	151	0	6	450	6	0
515	441	199 809	179 195	0	0	2 173	291	4	5	85	7	2
465	287	66 652	59 937	0	0	608	277	14	3	1 230	8	0
522	531	80 991	79 990	4	765	605	0	0	9	372	9	1
242	165	31 256	18 246	0	0	540	87	1	1	20	3	0
351	601	49 749	31 961	4	1 129	1 636	218	21	0	0	9	0
401	149	25 144	16 573	0	0	302	158	0	1	0	2	0
349	353	13 609	21 144	0	0	288	33	12	0	0	4	0
134	139	7 813	8 945	1	39	398	32	2	8	45	0	0
231	267	25 969	25 746	1	100	185	0	3	0	0	9	0
356	293	28 745	18 196	2	3 950	797	108	57	0	0	4	0
98	123	34 361	28 868	2	460	238	80	30	0	0	4	0
924	458	83 673	84 192	10	2 521	1 555	85	164	15	3 100	11	0
605	409	83 614	58 629	8	1 861	1 415	312	65	17	1 109	10	0
81	102	2 410	1 921	0	0	519	62	23	0	0	0	0

学校名称	教学与科研人员（人）			研究与发展人员（人年）				科技经费（千元）					
	合计	其中：科学家与工程师		合计	其中：科学家与工程师		全时当量人员	合计	当年拨入				当年内部支出
		小计	其中：高级职称		小计	其中：高级职称			小计	政府资金	企事业单位委托（进入学校财务）	其他	
河北农业大学	1 403	1 403	629	607	607	554	485	134 134	134 134	111 197	22 371	566	128 195
河北医科大学	6 158	5 687	1 794	1 213	1 179	916	968	48 583	48 583	37 303	0	11 280	47 471
河北北方学院	2 055	2 023	534	300	294	210	240	7 237	7 237	4 283	205	2 749	7 050
承德医学院	1 585	1 467	383	357	354	239	285	9 975	9 975	7 153	250	2 572	8 615
河北师范大学	982	968	577	452	450	432	362	65 146	65 146	27 024	32 608	5 514	60 589
保定学院	225	221	83	33	33	30	26	617	617	296	0	321	513
唐山师范学院	262	262	146	71	71	50	56	2 329	2 329	1 299	50	980	2 532
廊坊师范学院	336	331	118	179	179	118	143	3 163	3 163	1 802	100	1 261	3 147
衡水学院	328	315	135	20	20	17	16	543	543	442	65	36	541
石家庄学院	259	258	112	71	71	71	57	3 031	3 031	1 437	691	903	3 006
邯郸学院	354	354	121	144	144	121	115	2 141	2 141	1 531	72	538	1 984
邢台学院	151	151	59	2	2	2	2	261	261	74	0	187	184
石家庄铁道学院	911	899	413	319	318	221	255	142 906	142 906	32 138	107 361	3 407	111 008
燕山大学	1 263	1 259	493	315	315	307	252	326 343	326 343	79 851	231 072	15 420	253 360
河北科技师范学院	585	581	280	71	71	62	57	11 859	11 859	5 955	748	5 156	11 576
唐山学院	501	495	165	48	48	48	39	1 236	1 236	763	317	156	1 138
华北科技学院	601	580	216	108	108	93	86	34 410	34 410	5 000	26 432	2 978	28 900
中国人民武装警察部队学院	426	424	173	206	206	173	164	17 749	17 749	16 093	680	976	12 844
北华航天工业学院	357	355	126	88	88	74	70	4 548	4 548	1 246	2 654	648	4 354
防灾科技学院	407	406	96	129	129	96	103	12 563	12 563	7 475	4 888	200	10 578
河北经贸大学	186	186	109	99	99	96	79	1 309	1 309	1 086	100	123	1 314
太原科技大学	1 386	1 335	427	721	712	427	577	69 202	69 202	30 699	25 122	13 381	57 790
中北大学	1 275	1 222	497	683	683	497	546	219 901	219 901	90 896	124 805	4 200	185 981
山西农业大学	947	812	338	481	468	338	385	29 599	29 599	24 013	2 886	2 700	28 136
山西医科大学	4 102	4 011	1 372	1 708	1 705	1 103	1 366	65 676	65 676	53 123	2 034	10 519	60 934
长治医学院	674	525	156	142	137	120	114	2 718	2 718	2 638	0	80	2 787
山西师范大学	470	439	172	210	210	172	168	16 391	16 391	10 426	1 084	4 881	23 429
太原师范学院	290	269	134	123	117	94	98	5 371	5 371	3 855	51	1 465	5 595
山西大同大学	822	810	322	193	193	155	155	7 122	7 122	4 620	20	2 482	7 985

续表

科技课题				科技成果及技术转让							成果授奖（项）	
课题总数（项）	当年投入人数（人）	当年拨入经费（千元）	当年支出经费（千元）	专著		学术论文（篇）		鉴定成果数（项）	技术转让		合计	其中：国家级奖
				数量（部）	字数（千字）	合计	其中：国外及全国性刊物发表		签订合同数（项）	当年实际收入（千元）		
501	428	105 212	79 507	1	204	1 854	351	113	118	18 788	19	2
782	815	26 349	20 755	37	8 634	2 634	374	202	4	420	35	2
234	203	4 512	4 253	0	0	1 199	13	53	0	0	5	0
235	238	2 484	3 540	4	4 200	560	4	55	0	0	3	0
509	336	52 314	49 864	4	785	684	315	28	6	1 600	8	0
62	28	143	68	1	300	115	0	4	0	0	0	0
72	47	1 886	2 089	0	0	230	33	12	1	30	0	0
160	119	1 279	1 263	0	0	132	16	5	0	0	0	0
35	14	202	202	0	0	352	23	0	0	0	0	0
32	47	1 703	1 613	0	0	229	10	0	0	0	0	0
98	97	827	574	0	0	95	70	0	0	0	0	0
4	1	29	5	0	0	176	0	0	0	0	0	0
501	254	132 109	114 967	6	1 873	1 000	200	52	15	1 200	6	0
960	345	320 438	310 285	5	1 590	2 123	490	63	56	18 250	6	2
171	99	10 061	11 848	1	268	346	64	43	0	0	4	0
112	34	833	763	0	0	215	18	39	0	0	2	0
325	80	32 914	27 760	2	230	672	38	6	0	0	7	0
76	198	9 995	2 256	10	2 671	447	40	26	0	0	3	0
91	85	3 567	3 055	0	0	244	11	30	0	0	0	0
68	86	9 959	9 578	0	0	135	35	18	0	0	0	0
13	66	583	320	0	0	56	11	0	0	0	0	0
476	483	58 001	50 953	1	235	1 015	253	5	0	0	11	1
678	544	207 037	185 906	6	1 422	1 931	58	6	0	0	15	1
415	341	21 901	17 905	5	1 466	809	21	6	3	142	3	0
802	1 141	32 147	24 542	8	1 305	1 782	171	33	0	0	51	0
54	95	810	892	0	0	225	16	0	0	0	0	0
273	140	7 385	5 196	3	746	368	66	0	0	0	2	0
37	85	2 651	2 816	0	0	260	20	0	0	0	0	0
88	129	4 896	3 747	14	1 723	401	45	8	0	0	1	0

学校名称	教学与科研人员（人）			研究与发展人员（人年）				科技经费（千元）					
	合计	其中：科学家与工程师		合计	其中：科学家与工程师		全时当量人员	合计	当年拨入				当年内部支出
		小计	其中：高级职称		小计	其中：高级职称			小计	政府资金	企事业单位委托（进入学校财务）	其他	
晋中学院	165	163	60	54	54	54	43	750	750	500	0	250	797
长治学院	152	152	36	71	71	36	56	2 548	2 548	1 654	40	854	2 200
运城学院	295	294	78	72	72	72	58	2 074	2 074	1 608	0	466	1 446
忻州师范学院	225	220	66	108	105	66	86	1 543	1 543	1 083	0	460	1 520
山西中医学院	390	375	110	224	222	110	179	15 918	15 918	14 255	0	1 663	10 763
吕梁学院	171	171	66	8	8	8	6	109	109	109	0	0	49
山西大学商务学院	144	101	21	15	15	11	12	119	119	94	0	25	102
太原工业学院	239	239	92	50	50	39	40	1 913	1 913	808	656	449	1 754
内蒙古科技大学	856	855	375	671	671	375	536	49 082	49 082	41 629	5 053	2 400	37 360
内蒙古工业大学	1 097	1 082	382	608	589	382	486	77 410	64 681	33 777	28 862	2 042	72 334
内蒙古农业大学	1 592	1 539	762	902	900	762	722	109 561	109 561	96 551	10 010	3 000	122 136
内蒙古医学院	2 466	2 381	1 018	1 043	1 036	815	834	37 993	37 993	35 597	822	1 574	23 998
包头医学院（合并）	1 219	1 212	339	230	230	186	184	9 602	9 602	9 362	240	0	3 932
内蒙古师范大学	503	503	236	165	165	152	132	20 806	20 806	13 413	2 333	5 060	16 273
内蒙古民族大学	1 192	1 192	444	513	513	374	411	11 814	10 639	9 849	0	790	10 756
包头师范学院（合并）	274	273	118	159	159	118	127	3 209	3 209	2 873	0	336	2 498
赤峰学院	301	299	153	64	64	61	51	2 396	2 396	1 971	0	425	1 910
呼伦贝尔学院	465	409	182	53	53	53	42	1 120	1 120	1 120	0	0	1 028
集宁师范学院	204	204	78	30	30	25	24	696	696	696	0	0	585
呼和浩特民族学院	53	50	20	21	21	20	17	590	140	140	0	0	156
沈阳工业大学	1 262	1 259	499	689	689	499	551	198 964	94 264	26 687	67 535	42	174 910
沈阳航空航天大学	872	872	349	521	521	349	416	130 398	112 893	72 054	40 839	0	130 009
沈阳理工大学	831	831	368	662	662	368	530	70 782	21 506	20 590	796	120	57 239
辽宁科技大学	1 079	1 079	423	291	291	249	233	130 375	44 898	16 102	18 500	10 296	131 336
辽宁工程技术大学	1 405	1 404	508	800	800	508	640	241 391	241 391	44 067	99 394	97 930	229 013
辽宁石油化工大学	685	685	313	147	147	144	118	67 410	67 410	10 049	26 036	31 325	77 909
沈阳化工大学	565	563	245	388	388	245	310	49 476	32 862	13 113	12 250	7 499	47 226
大连交通大学	1 035	948	395	355	353	351	284	84 531	75 674	35 955	35 434	4 285	73 826
大连工业大学	531	529	228	445	445	228	356	65 279	64 260	32 392	28 137	3 731	51 263

续表

科技课题				科技成果及技术转让							成果授奖（项）	
课题总数(项)	当年投入人数（人）	当年拨入经费（千元）	当年支出经费（千元）	专著		学术论文（篇）		鉴定成果数（项）	技术转让		合计	其中：国家级奖
				数量（部）	字数（千字）	合计	其中：国外及全国性刊物发表		签订合同数（项）	当年实际收入（千元）		
16	36	180	75	0	0	85	10	0	0	0	0	0
30	47	1 062	778	1	128	74	13	0	0	0	0	0
22	48	1 292	1 014	3	446	260	72	0	0	0	0	0
53	72	315	499	1	420	113	12	0	0	0	0	0
90	149	14 093	8 090	1	82	98	10	10	0	0	1	0
2	5	70	9	0	0	80	1	0	0	0	0	0
10	10	29	12	0	0	50	1	1	0	0	0	0
17	33	1 226	439	1	140	87	8	0	0	0	0	0
544	447	41 631	29 288	8	1 181	1 717	350	4	9	1 620	1	0
726	405	70 663	62 126	4	958	811	190	16	1	50	0	0
656	623	99 910	91 155	6	1 893	776	48	5	0	0	5	1
390	695	31 566	15 838	3	280	2 496	17	25	0	0	11	0
215	154	7 924	2 254	2	24	421	3	19	0	0	4	0
231	110	13 091	5 904	0	0	307	33	0	0	0	0	0
173	342	7 945	7 477	0	0	581	44	0	0	0	3	0
106	106	2 147	1 178	0	0	199	0	0	0	0	0	0
60	43	1 370	974	0	0	632	10	0	0	0	0	0
35	35	805	623	0	0	171	0	0	0	0	0	0
12	20	516	259	0	0	28	0	0	0	0	0	0
3	14	490	56	0	0	16	0	0	0	0	0	0
482	532	188 764	165 531	4	1 398	938	240	8	12	4 655	13	0
218	360	126 080	125 691	2	27	523	4	2	0	0	3	0
255	472	64 995	58 021	3	1 008	891	23	4	14	3 059	3	0
133	195	128 269	129 230	1	580	517	8	3	0	0	2	0
501	549	203 836	187 020	1	200	2 300	400	39	1	100	21	0
225	221	63 858	63 548	5	1 454	1 007	128	1	0	0	2	0
239	270	41 315	30 660	0	0	568	154	5	1	50	7	0
238	381	73 509	68 502	0	0	756	541	5	0	0	3	1
218	297	46 577	35 905	3	160	540	75	7	29	5 917	4	0

学校名称	教学与科研人员（人）			研究与发展人员（人年）				科技经费（千元）					
	合计	其中：科学家与工程师		合计	其中：科学家与工程师		全时当量人员	合计	当年拨入				当年内部支出
		小计	其中：高级职称		小计	其中：高级职称			小计	政府资金	企事业单位委托（进入学校财务）	其他	
沈阳建筑大学	764	764	359	764	764	359	639	81 083	81 083	45 322	35 595	166	82 170
辽宁工业大学	620	611	304	64	64	42	51	45 561	24 134	3 390	17 474	3 270	17 536
沈阳农业大学	1 037	981	407	565	565	407	452	134 244	134 244	123 828	9 538	878	95 583
大连海洋大学	479	468	193	244	244	193	195	30 031	30 031	24 710	5 211	110	22 027
中国医科大学	5 547	5 495	1 624	2 885	2 883	1 594	2 308	123 827	123 418	116 351	0	7 067	76 944
辽宁医学院	1 193	1 189	470	505	505	340	403	23 937	23 937	18 260	2 218	3 459	19 949
大连医科大学	3 280	3 167	878	1 382	1 382	643	1 105	46 266	46 266	36 496	1 997	7 773	48 682
辽宁中医药大学	2 255	2 212	630	654	649	465	522	58 414	58 354	58 254	0	100	44 790
沈阳药科大学	552	552	248	166	166	165	132	75 354	75 354	55 173	19 070	1 111	74 027
沈阳医学院	1 014	1 014	523	303	303	276	242	7 674	7 674	6 463	400	811	8 105
辽宁师范大学	508	501	264	155	155	124	124	24 894	24 894	22 120	1 138	1 636	19 224
沈阳师范大学	364	364	151	144	144	109	115	18 949	18 949	10 314	642	7 993	15 942
渤海大学	407	406	183	329	328	183	263	11 670	11 029	8 356	1 026	1 647	9 715
鞍山师范学院	147	147	77	42	42	31	34	1 531	1 231	500	0	731	1 630
沈阳大学	574	572	418	382	380	373	305	37 841	37 841	25 647	11 394	800	29 523
大连大学	720	713	367	538	538	367	430	104 806	100 663	70 368	12 595	17 700	91 618
辽宁科技学院	549	523	191	84	84	81	67	5 036	5 036	3 102	1 638	296	3 609
沈阳工程学院	418	417	197	347	347	197	278	18 313	18 313	6 644	10 096	1 573	13 571
辽东学院	712	704	307	237	237	237	190	6 363	6 363	5 104	914	345	5 988
大连民族学院	356	356	185	333	333	185	267	19 448	19 448	13 806	5 196	446	18 031
大连东软信息学院	473	408	112	58	53	42	47	3 081	3 081	2 682	294	105	2 415
长春理工大学	1 078	1 070	432	1 055	1 055	432	844	237 544	237 544	174 357	40 599	22 588	190 193
东北电力大学	1 098	1 072	443	630	611	425	504	83 587	83 587	6 251	77 336	0	88 804
长春工业大学	886	842	345	762	760	345	609	72 628	72 628	30 031	42 042	555	76 890
吉林建筑工程学院	569	566	213	196	196	167	157	10 963	10 963	10 963	0	0	8 489
吉林化工学院	489	489	185	446	446	185	357	16 576	16 576	8 768	7 459	349	15 138
吉林农业大学	1 062	947	383	719	719	383	575	88 603	88 603	86 274	1 299	1 030	36 000
长春中医药大学	1 254	1 247	420	608	605	298	487	16 369	16 369	15 838	531	0	17 357
北华大学	1 411	1 402	633	736	736	527	588	50 552	50 502	40 291	9 358	853	47 343

续表

科技课题				科技成果及技术转让							成果授奖（项）	
课题总数（项）	当年投入人数（人）	当年拨入经费（千元）	当年支出经费（千元）	专著		学术论文（篇）		鉴定成果数（项）	技术转让		合计	其中：国家级奖
				数量（部）	字数（千字）	合计	其中：国外及全国性刊物发表		签订合同数（项）	当年实际收入（千元）		
349	533	66 343	66 343	12	2 394	1 290	440	68	0	0	12	0
161	74	41 389	38 963	1	200	504	223	0	0	0	1	0
552	395	129 509	90 848	9	1 752	984	55	11	0	0	9	0
438	168	24 781	21 680	1	250	432	34	1	0	0	1	0
1 652	1 930	103 751	40 556	47	13 202	6 211	1 037	26	0	0	24	0
374	336	16 027	3 993	12	221	678	24	6	1	10	2	0
358	927	34 143	24 796	25	3 309	1 557	359	29	0	0	21	1
466	435	32 891	16 518	5	1 232	1 552	1	38	7	6	29	0
288	116	45 508	40 640	0	0	1 235	336	1	0	0	3	0
200	207	4 657	3 520	0	0	474	9	1	0	0	3	0
141	104	21 640	16 420	4	430	809	196	4	26	1 138	1	0
41	96	7 467	2 323	5	610	248	106	0	0	0	2	0
118	232	8 307	2 737	1	300	363	54	2	1	75	2	0
68	28	436	589	0	0	70	7	0	0	0	0	0
147	276	28 743	11 598	3	424	214	99	5	0	0	1	0
447	452	52 409	61 861	6	1 455	1 012	208	21	1	400	7	2
130	129	3 663	2 296	0	0	102	4	0	0	0	0	0
104	231	15 120	13 862	2	380	459	1	3	2	1 420	0	0
100	160	3 675	3 300	0	0	108	0	0	0	0	0	0
358	244	16 079	12 507	2	423	344	141	7	58	4 011	34	0
25	40	2 454	1 853	0	0	112	0	0	0	0	0	0
356	727	161 566	87 940	3	434	1 159	188	74	0	0	14	0
295	430	78 425	52 014	1	180	798	23	30	182	8 769	13	0
505	531	67 851	72 113	4	746	1 022	185	45	3	2 000	5	0
146	191	9 244	5 489	0	0	428	54	65	0	0	1	0
595	298	12 620	12 282	2	255	328	26	115	0	0	1	0
564	493	81 860	42 191	4	1 161	780	99	13	3	110	21	1
388	412	10 856	12 012	2	405	1 033	39	221	2	4 280	29	0
151	531	22 039	16 715	3	416	1 032	32	41	0	0	11	0

学校名称	教学与科研人员（人）			研究与发展人员（人年）				科技经费（千元）					
	合计	其中：科学家与工程师		合计	其中：科学家与工程师		全时当量人员	合计	当年拨入				当年内部支出
		小计	其中：高级职称		小计	其中：高级职称			小计	政府资金	企事业单位委托（进入学校财务）	其他	
通化师范学院	250	246	74	84	84	60	67	4 665	4 665	4 520	0	145	4 307
吉林师范大学	575	563	205	413	404	205	330	30 132	30 132	20 844	8 528	760	28 582
吉林工程技术师范学院	270	265	124	191	189	124	152	4 942	4 942	3 396	490	1 056	3 699
长春师范学院	379	366	105	314	311	105	251	16 391	16 391	14 226	1 855	310	14 086
白城师范学院	233	231	106	132	132	98	105	1 624	1 624	1 614	0	10	1 620
吉林工商学院	215	215	96	97	97	81	77	1 277	1 277	1 277	0	0	847
长春工程学院	683	679	302	397	397	269	318	23 495	23 495	8 007	13 415	2 073	27 469
吉林农业科技学院	330	330	125	122	122	87	97	6 311	6 311	6 218	15	78	6 404
长春大学	408	407	205	319	318	205	255	17 719	17 719	12 178	2 099	3 442	20 096
长春大学光华学院	43	43	15	43	43	15	36	86	86	86	0	0	56
吉林建筑工程学院建筑装饰学院	112	112	33	41	41	30	32	384	384	334	0	50	374
吉林医药学院	470	467	124	84	84	68	68	4 110	4 110	1 767	15	2 328	3 260
黑龙江大学	983	983	445	384	384	346	307	42 206	42 206	27 498	8 101	6 607	30 693
哈尔滨理工大学	1 586	1 524	826	821	821	806	657	165 066	144 498	87 950	55 728	820	164 595
黑龙江科技学院	1 089	1 061	473	637	627	473	510	67 427	67 250	24 098	42 100	1 052	63 786
大庆石油学院	1 162	1 154	493	652	651	493	522	204 811	204 811	30 582	174 229	0	210 925
佳木斯大学	2 103	2 095	1 027	1 077	1 073	647	861	15 528	15 528	14 514	0	1 014	16 082
黑龙江八一农垦大学	866	863	327	341	339	290	272	29 930	29 930	23 705	4 280	1 945	22 733
哈尔滨医科大学	7 842	7 391	2 625	3 979	3 729	2 191	3 182	153 135	153 035	153 015	0	20	155 305
黑龙江中医药大学	1 965	1 960	729	756	752	557	605	51 160	51 160	42 060	1 274	7 826	51 348
牡丹江医学院	1 510	1 503	591	508	508	414	406	14 111	14 111	11 336	0	2 775	13 978
哈尔滨师范大学	966	956	409	359	348	292	287	39 880	39 880	31 367	1 170	7 343	43 560
齐齐哈尔大学	1 131	1 131	564	675	675	546	540	23 767	23 767	16 132	2 825	4 810	23 467
牡丹江师范学院	247	237	114	84	75	50	67	4 740	4 740	2 283	160	2 297	4 757
哈尔滨学院	224	223	112	39	39	35	31	1 183	1 183	980	0	203	1 203
大庆师范学院	257	257	71	99	99	71	79	4 851	4 851	4 099	0	752	3 610
绥化学院	194	194	61	52	52	34	41	1 679	1 679	1 529	0	150	1 681
哈尔滨商业大学	356	354	150	134	134	119	107	8 893	8 893	7 413	0	1 480	12 513
哈尔滨金融学院	53	51	16	37	37	16	30	494	494	350	0	144	372

续表

科技课题				科技成果及技术转让							成果授奖（项）	
课题总数（项）	当年投入人数（人）	当年拨入经费（千元）	当年支出经费（千元）	专著		学术论文（篇）		鉴定成果数（项）	技术转让		合计	其中：国家级奖
				数量（部）	字数（千字）	合计	其中：国外及全国性刊物发表		签订合同数（项）	当年实际收入（千元）		
26	56	3 951	3 708	1	2 000	192	29	39	0	0	2	0
280	275	27 162	18 838	0	0	479	289	102	3	290	4	0
73	168	2 650	2 370	0	0	237	29	39	0	0	2	0
96	209	10 715	10 060	1	200	299	89	17	0	0	10	0
42	88	834	378	0	0	236	22	15	0	0	0	0
45	64	659	229	0	0	153	0	14	0	0	0	0
124	265	18 686	12 452	0	0	483	25	50	0	0	6	0
80	94	5 293	4 551	0	0	261	0	0	0	0	0	0
191	227	5 451	4 973	0	0	292	176	18	2	450	1	0
10	30	50	20	0	0	2	0	0	0	0	0	0
13	27	91	91	0	0	14	0	0	0	0	0	0
41	56	1 375	718	2	510	216	0	28	0	0	1	0
593	263	33 408	25 929	11	1 884	947	410	0	0	0	5	0
448	564	110 137	77 127	9	1 381	1 137	155	3	0	0	6	0
179	450	61 761	58 270	6	946	767	265	8	7	1 005	8	1
713	542	186 682	193 201	5	650	1 470	298	29	50	33 063	17	2
414	717	5 972	3 980	24	1 505	1 043	76	80	1	150	14	0
254	269	27 042	15 358	8	1 891	527	59	66	15	240	7	0
1 780	2 652	116 802	95 967	29	6 699	2 601	556	31	0	0	36	0
802	511	35 157	19 026	8	697	543	54	109	0	0	32	0
118	338	6 675	6 435	0	0	230	39	0	0	0	11	0
311	239	22 312	9 242	2	557	982	0	0	0	0	4	1
211	450	15 117	5 138	9	1 550	712	125	75	0	0	0	0
23	56	746	481	1	150	153	8	0	0	0	0	0
35	26	552	308	2	390	179	27	0	0	0	0	0
58	66	3 404	1 963	1	330	96	9	8	0	0	0	0
45	34	243	226	2	340	121	7	0	0	0	0	0
104	89	2 380	2 330	2	550	495	148	120	0	0	9	0
10	25	180	65	0	0	26	0	1	0	0	0	0

学校名称	教学与科研人员（人）			研究与发展人员（人年）				科技经费（千元）					
	合计	其中：科学家与工程师		合计	其中：科学家与工程师		全时当量人员	合计	当年拨入				当年内部支出
		小计	其中：高级职称		小计	其中：高级职称			小计	政府资金	企事业单位委托（进入学校财务）	其他	
齐齐哈尔医学院	2 447	2 411	787	365	365	237	292	11 270	11 270	8 338	70	2 862	10 404
黑龙江东方学院	416	416	135	43	43	37	34	878	878	760	0	118	990
黑龙江工程学院	765	765	311	167	167	165	133	12 426	11 954	4 439	6 470	1 045	12 192
黑河学院	89	89	35	68	68	35	54	3 526	3 526	3 376	0	150	3 496
上海理工大学	1 348	1 306	406	737	735	406	590	384 386	361 093	106 465	251 680	2 948	404 884
上海海事大学	1 168	1 118	338	755	742	338	604	270 688	226 895	85 658	94 032	47 205	250 054
上海电力学院	523	516	205	203	201	179	162	101 512	63 683	29 280	31 182	3 221	44 961
上海应用技术学院	858	850	270	467	467	270	374	134 727	134 727	71 849	54 781	8 097	123 854
上海水产大学	917	904	314	306	301	277	245	210 972	210 972	150 729	17 917	42 326	211 149
上海中医药大学	4 031	3 949	839	2 319	2 280	839	1 855	297 834	297 834	270 866	19 615	7 353	203 291
上海师范大学	1 195	1 151	398	517	505	398	414	147 114	130 953	108 048	11 655	11 250	98 555
上海工程技术大学	840	773	245	504	504	245	403	147 954	135 992	73 636	46 496	15 860	120 813
上海电机学院	468	411	126	300	299	126	240	60 193	47 385	30 675	10 332	6 378	61 570
上海第二工业大学	385	375	160	258	249	160	206	47 096	47 096	33 730	11 727	1 639	46 075
江苏科技大学	968	965	457	537	534	397	429	161 646	161 646	48 526	111 291	1 829	129 859
南京工业大学	1 190	1 187	533	693	693	533	554	336 021	336 021	93 460	237 019	5 542	244 871
江苏工业学院	693	679	228	366	364	228	293	85 102	79 591	42 240	35 221	2 130	78 638
南京邮电大学	1 030	1 008	360	615	615	360	492	153 260	153 260	37 787	98 825	16 648	133 687
南京林业大学	1 067	1 063	491	591	591	491	473	123 744	123 744	73 494	48 232	2 018	108 660
江苏大学	3 168	3 151	1 163	1 782	1 776	1 163	1 426	406 580	406 580	147 205	239 686	19 689	398 163
南京信息工程大学	942	939	368	524	524	368	419	318 316	318 316	191 291	99 638	27 387	289 742
南通大学	1 541	1 521	608	866	861	608	693	149 397	149 397	95 711	25 303	28 383	128 480
盐城工学院	592	591	239	87	87	80	70	38 291	38 291	8 511	20 270	9 510	27 914
南京医科大学	3 891	3 819	1 117	743	743	476	594	305 557	305 557	283 626	14 684	7 247	194 821
徐州医学院	627	607	179	329	327	179	263	22 244	22 244	14 904	280	7 060	23 880
南京中医药大学	873	857	334	437	437	334	349	169 712	146 158	131 813	8 789	5 556	61 840
徐州师范大学	578	568	269	231	231	224	185	97 992	97 992	57 978	19 890	20 124	95 950
淮阴师范学院	380	377	158	74	74	73	59	22 458	22 458	14 198	610	7 650	22 515
盐城师范学院	370	355	128	116	116	99	93	13 577	13 577	5 673	4 340	3 564	12 723

续表

科技课题				科技成果及技术转让							成果授奖（项）	
课题总数（项）	当年投入人数（人）	当年拨入经费（千元）	当年支出经费（千元）	专著		学术论文（篇）		鉴定成果数（项）	技术转让		合计	其中：国家级奖
				数量（部）	字数（千字）	合计	其中：国外及全国性刊物发表		签订合同数（项）	当年实际收入（千元）		
83	243	5 294	3 034	2	209	663	46	89	0	0	2	0
36	29	118	61	1	100	68	1	0	0	0	4	0
119	127	9 801	12 242	6	599	266	13	43	0	0	2	0
20	45	179	169	0	0	39	6	0	0	0	0	0
841	563	316 549	257 879	4	360	1 317	295	68	4	465	9	0
632	543	173 386	158 266	11	2 250	1 017	416	3	4	180	6	0
591	191	85 667	78 639	0	0	741	268	0	3	40	2	0
325	340	87 296	62 956	3	425	596	182	0	7	260	0	0
446	227	116 225	44 583	10	2 338	1 225	171	49	0	0	7	1
1 430	1 587	166 905	141 839	39	4 302	1 871	418	8	1	500	32	2
747	351	75 499	51 765	2	28	661	299	0	6	432	1	0
725	517	80 128	79 945	1	10	1 288	441	0	8	525	3	0
155	251	27 468	27 232	0	0	259	19	0	0	0	1	0
462	196	15 102	13 406	1	1 450	327	30	0	0	0	0	0
782	378	134 786	115 437	3	524	2 117	358	11	78	6 180	26	0
946	562	315 510	316 948	9	2 036	1 489	522	7	723	158 272	16	1
581	279	81 195	75 313	0	0	1 219	56	26	10	730	7	0
659	461	125 719	115 337	2	70	3 003	468	33	2	20 080	5	0
686	542	110 322	104 568	4	572	1 537	221	0	8	1 388	3	1
1 124	1 709	324 228	262 411	7	899	5 356	2 595	28	46	14 700	28	1
1 047	439	169 843	135 572	3	954	1 150	420	0	0	0	4	0
784	601	85 387	60 250	4	1 393	1 472	482	8	5	240	6	0
224	117	28 738	19 989	0	0	543	82	25	1	150	1	0
1 500	570	171 319	110 481	32	1 289	4 944	614	32	0	0	29	0
264	220	14 736	9 146	3	295	579	86	20	9	90	3	1
617	311	42 745	28 121	8	384	728	24	0	7	1 772	2	1
225	215	50 734	23 337	5	1 177	402	225	7	0	0	2	0
201	50	8 504	6 381	0	0	309	104	1	1	30	0	0
135	81	10 566	7 004	1	410	538	79	0	6	210	0	0

学校名称	教学与科研人员（人）			研究与发展人员（人年）				科技经费（千元）					
	合计	其中：科学家与工程师		合计	其中：科学家与工程师		全时当量人员	合计	当年拨入				当年内部支出
		小计	其中：高级职称		小计	其中：高级职称			小计	政府资金	企事业单位委托（进入学校财务）	其他	
南京财经大学	149	149	48	72	72	48	58	13 368	13 368	11 606	1 122	640	9 232
苏州科技学院	690	687	290	186	186	168	149	50 529	50 529	17 420	28 457	4 652	46 085
常熟理工学院	465	461	158	147	147	122	117	23 610	23 074	14 635	2 776	5 663	23 523
淮阴工学院	592	588	152	229	229	152	183	12 947	12 947	10 536	2 206	205	13 956
常州工学院	349	345	127	40	40	35	32	4 538	4 538	3 647	871	20	3 714
扬州大学	2 172	2 112	1 003	1 110	1 105	998	888	302 377	302 377	204 967	84 537	12 873	288 339
南京工程学院	925	899	307	138	138	125	110	85 298	85 298	54 338	23 847	7 113	72 968
南京晓庄学院	279	276	96	51	51	42	41	5 760	5 760	4 768	150	842	5 260
江苏技术师范学院	347	347	144	96	96	87	77	22 495	22 495	14 424	4 208	3 863	16 924
淮海工学院	735	722	297	447	447	297	358	26 179	26 032	24 212	690	1 130	26 227
徐州工程学院	476	466	144	185	185	144	148	91 296	91 296	80 870	1 666	8 760	87 858
南京森林警察学院	110	102	37	25	25	25	20	1 393	1 323	1 281	0	42	2 328
金陵科技学院	423	423	109	15	15	14	12	6 742	6 742	2 982	3 460	300	5 873
杭州电子科技大学	1 284	1 264	491	667	660	491	534	224 177	222 872	139 630	40 763	42 479	211 122
浙江工业大学	1 623	1 579	773	612	595	566	489	388 724	388 724	192 519	178 963	17 242	297 868
浙江理工大学	958	946	441	589	589	441	471	232 997	232 997	120 761	49 414	62 822	198 605
浙江海洋学院	610	580	191	329	320	191	263	73 039	73 039	55 936	9 868	7 235	38 780
浙江农林大学	867	837	286	362	358	251	290	117 690	117 690	60 515	50 635	6 540	75 971
温州医学院	6 770	6 593	1 307	1 013	989	630	810	154 215	154 185	99 031	630	54 524	110 290
浙江中医药大学	2 548	2 408	619	514	514	297	411	67 149	67 149	57 290	4 266	5 593	46 429
浙江师范大学	725	710	289	398	382	289	318	103 749	103 749	41 164	17 654	44 931	103 591
杭州师范大学	880	865	363	594	594	363	475	136 834	136 834	105 763	17 300	13 771	116 705
湖州师范学院	353	309	134	191	168	130	153	22 027	22 027	7 305	4 616	10 106	17 591
绍兴文理学院	517	503	211	131	129	126	105	18 495	18 495	9 060	5 456	3 979	18 765
台州学院	605	586	196	173	156	124	138	14 888	14 888	6 030	4 558	4 300	15 548
温州大学	727	714	291	397	383	291	318	92 734	92 734	34 311	10 592	47 831	89 618
丽水学院	380	364	145	140	139	123	112	8 096	8 096	4 387	1 054	2 655	7 526
浙江工商大学	556	542	261	295	295	261	236	117 386	117 386	43 067	51 768	22 551	108 467
嘉兴学院	697	681	214	207	206	158	166	42 120	42 120	15 155	18 977	7 988	40 997

续表

科技课题				科技成果及技术转让							成果授奖（项）	
课题总数（项）	当年投入人数（人）	当年拨入经费（千元）	当年支出经费（千元）	专著		学术论文（篇）		鉴定成果数（项）	技术转让		合计	其中：国家级奖
				数量（部）	字数（千字）	合计	其中：国外及全国性刊物发表		签订合同数（项）	当年实际收入（千元）		
55	48	10 608	5 903	0	0	67	4	0	0	0	0	0
467	222	43 923	40 721	8	2 066	537	82	16	0	0	3	0
237	114	17 805	9 928	0	0	432	212	3	0	0	0	0
115	162	5 461	2 713	1	80	1 023	52	16	0	0	0	0
35	37	3 588	3 005	0	0	512	3	7	0	0	0	0
1 513	784	180 214	169 249	4	2 017	1 208	615	19	189	23 599	27	3
205	195	70 152	64 813	1	80	174	40	0	2	350	0	0
36	34	2 407	1 260	0	0	290	30	0	0	0	0	0
192	98	16 954	7 257	0	0	364	109	8	0	0	2	0
281	321	16 549	12 706	6	2 100	1 382	65	0	1	60	1	0
462	146	22 867	16 412	0	0	421	21	1	4	250	2	0
22	17	1 296	1 021	0	0	91	0	0	0	0	0	0
114	17	6 542	5 674	2	97	271	68	0	0	0	0	0
1 102	470	100 618	64 472	10	2 475	1 209	577	8	193	23 832	7	0
1 686	785	364 530	248 026	3	571	2 211	554	3	90	7 000	19	1
905	421	117 800	68 075	2	464	949	303	0	120	20 678	9	0
591	257	63 126	43 704	0	0	610	38	3	0	0	0	0
632	279	97 294	76 601	1	377	732	166	26	7	620	0	0
1 481	675	72 777	49 830	10	3 741	2 324	631	23	0	0	6	0
745	343	31 905	20 273	8	1 342	1 365	55	88	0	0	11	1
414	265	68 420	40 385	3	355	1 340	717	0	0	0	2	0
861	403	89 691	67 169	4	1 106	685	305	0	0	0	0	0
250	127	15 435	12 846	0	0	498	182	0	2	260	3	0
146	88	17 131	15 042	0	0	532	60	0	1	40	1	0
222	115	10 631	9 880	0	0	408	45	0	0	0	0	0
494	293	43 940	33 469	2	760	575	446	1	0	0	5	0
158	93	4 099	2 640	0	0	213	23	0	0	0	0	0
655	259	79 956	70 784	3	528	728	324	36	2	30	8	0
298	152	31 934	23 804	0	0	494	157	5	1	50	1	0

学校名称	教学与科研人员（人）			研究与发展人员（人年）				科技经费（千元）					
	合计	其中：科学家与工程师		合计	其中：科学家与工程师		全时当量人员	合计	当年拨入				当年内部支出
		小计	其中：高级职称		小计	其中：高级职称			小计	政府资金	企事业单位委托（进入学校财务）	其他	
中国计量学院	831	811	312	444	444	312	356	186 528	180 977	107 104	37 847	36 026	157 556
浙江万里学院	280	276	140	102	102	100	81	33 232	33 232	16 635	3 887	12 710	21 301
浙江科技学院	563	553	227	267	267	227	214	44 081	44 081	12 592	29 146	2 343	39 262
宁波工程学院	439	427	146	127	127	127	102	48 598	48 598	9 738	35 718	3 142	48 103
衢州学院	228	219	84	63	63	60	50	3 009	3 009	1 555	500	954	2 898
宁波大学	879	864	456	555	549	456	444	222 544	194 463	133 309	20 552	40 602	207 564
浙江树人学院	214	195	79	175	172	79	140	16 338	16 338	2 386	9 155	4 797	16 674
宁波大红鹰学院	258	247	51	88	88	51	70	4 855	4 855	1 182	2 557	1 116	4 833
浙江大学城市学院	217	207	100	97	97	92	78	33 102	33 102	8 684	18 619	5 799	29 958
浙江大学宁波理工学院	387	378	113	216	213	113	173	58 076	58 076	20 477	35 224	2 375	44 965
安徽工业大学	952	940	423	564	549	423	451	110 205	103 406	60 246	35 960	7 200	103 970
安徽理工大学	1 331	1 329	464	599	599	454	480	157 381	148 908	44 481	98 950	5 477	130 395
安徽工程科技学院	824	774	343	394	350	263	315	43 695	37 866	19 771	5 256	12 839	43 097
安徽农业大学	1 086	1 077	436	475	475	346	380	132 058	132 058	100 783	27 275	4 000	100 391
安徽医科大学	3 860	3 404	1 025	1 466	1 364	762	1 174	110 718	110 635	87 035	10 572	13 028	95 492
蚌埠医学院	1 799	1 757	405	359	359	281	287	38 820	38 820	23 868	0	14 952	32 546
皖南医学院	1 659	1 568	371	143	133	92	115	16 845	16 622	10 125	363	6 134	14 008
安徽中医学院	1 547	1 431	367	644	644	360	515	41 192	41 192	36 217	3 736	1 239	39 582
安徽师范大学	1 093	1 079	417	211	211	186	169	78 013	78 013	54 721	12 185	11 107	75 142
阜阳师范学院	218	214	72	193	193	72	154	13 501	13 448	8 187	0	5 261	12 715
安庆师范学院	410	406	156	119	114	87	95	28 398	28 398	14 528	2 950	10 920	25 230
淮北煤炭师范学院	368	363	152	275	275	152	220	23 169	23 169	6 662	4 000	12 507	20 261
黄山学院	330	322	78	44	44	41	35	3 932	3 932	2 672	982	278	2 284
皖西学院	391	391	115	234	234	115	188	9 253	9 253	5 666	0	3 587	9 740
滁州学院	328	322	87	108	108	87	86	7 305	7 305	2 885	360	4 060	7 315
安徽财经大学	137	136	37	74	73	37	59	3 894	3 474	2 705	30	739	4 507
宿州学院	315	314	79	121	121	78	97	22 768	22 768	8 658	7 650	6 460	20 073
巢湖学院	297	297	63	83	83	59	66	6 781	6 781	2 027	300	4 454	6 330
淮南师范学院	376	342	87	104	104	77	83	8 542	8 542	3 537	950	4 055	8 232

续表

科技课题				科技成果及技术转让							成果授奖（项）	
课题总数(项)	当年投入人数（人）	当年拨入经费（千元）	当年支出经费（千元）	专著		学术论文（篇）		鉴定成果数（项）	技术转让		合计	其中：国家级奖
				数量（部）	字数（千字）	合计	其中：国外及全国性刊物发表		签订合同数（项）	当年实际收入（千元）		
646	296	88 643	62 469	0	0	1 231	290	7	4	40	13	0
204	70	16 284	14 636	0	0	183	49	0	0	0	2	0
804	320	39 080	35 046	2	242	322	115	0	4	25	3	0
263	126	44 283	42 348	1	214	302	58	13	0	0	0	0
87	42	1 491	818	0	0	232	51	0	0	0	0	0
1 269	465	153 395	123 818	4	948	1 431	797	0	21	1 362	7	2
206	117	11 265	7 532	0	0	279	97	0	0	0	1	0
95	60	2 844	2 706	0	0	152	26	0	0	0	0	0
145	74	25 776	20 725	2	378	150	46	0	0	0	2	0
314	144	53 748	41 363	0	0	365	64	0	1	10	1	0
789	405	52 715	52 897	1	148	653	142	15	7	365	8	0
848	488	140 269	116 117	6	1 337	1 423	318	25	22	5 460	22	1
325	293	25 881	16 068	2	276	385	42	14	45	1 966	3	0
752	427	90 375	73 138	4	144	1 540	225	24	355	20 675	12	0
1 476	1 034	83 029	36 823	14	5 067	3 913	380	21	0	0	24	0
335	239	24 837	15 232	0	0	1 387	43	4	0	0	2	0
305	95	12 386	3 507	0	0	483	29	10	0	0	4	0
707	429	17 652	8 978	16	2 248	927	25	20	25	3 522	6	0
328	216	29 181	22 392	4	859	795	215	12	2	120	2	0
200	129	7 726	6 944	2	150	302	52	27	34	669	1	0
173	85	12 508	9 975	0	0	401	80	5	3	130	1	0
316	184	14 093	13 631	0	0	376	97	15	0	400	4	1
202	32	1 614	1 149	1	304	144	5	1	3	6	1	0
292	156	3 719	2 897	0	0	638	11	5	0	0	0	0
199	72	4 605	3 390	0	0	130	31	0	0	0	0	0
78	50	2 129	713	0	0	154	20	0	0	0	0	0
300	81	6 892	2 965	2	862	268	61	5	0	0	10	0
59	55	2 056	571	0	0	262	0	0	0	0	1	0
165	93	4 098	3 132	0	0	234	38	3	0	0	0	0

学校名称	教学与科研人员（人）			研究与发展人员（人年）				科技经费（千元）					
	合计	其中：科学家与工程师		合计	其中：科学家与工程师		全时当量人员	合计	当年拨入				当年内部支出
		小计	其中：高级职称		小计	其中：高级职称			小计	政府资金	企事业单位委托（进入学校财务）	其他	
铜陵学院	318	314	104	136	136	104	109	10 776	10 776	3 732	340	6 704	11 288
安徽建筑工业学院	747	747	292	473	473	292	378	53 023	35 919	18 265	14 246	3 408	44 849
安徽科技学院	480	480	174	276	276	174	220	26 712	26 712	14 483	1 445	10 784	24 160
安徽三联学院	255	255	83	45	45	26	36	1 758	1 758	1 478	0	280	1 741
合肥学院	421	421	153	124	124	94	99	8 264	8 264	3 878	686	3 700	7 338
蚌埠学院	310	305	79	83	83	57	66	3 500	3 328	2 312	628	388	3 000
池州学院	200	199	46	120	120	46	96	8 321	8 321	7 375	0	946	8 005
安徽新华学院	467	434	90	111	111	71	89	1 323	1 323	1 098	0	225	1 020
安徽大学江淮学院	57	36	0	51	36	0	41	455	455	408	0	47	412
安徽工程科技学院机电学院	150	138	59	15	13	10	12	3 425	2 657	703	326	1 628	2 960
安徽工业大学工商学院	53	48	1	3	3	1	2	102	102	40	0	62	110
安徽师范大学皖江学院	15	15	4	2	2	2	1	20	20	20	0	0	8
阜阳师范学院信息工程学院	35	34	6	18	18	6	15	1 007	944	400	0	544	1 069
淮北煤炭师范学院信息学院	121	121	50	17	17	13	14	661	661	408	20	233	653
合肥师范学院	257	244	53	145	144	53	116	12 537	11 687	10 405	50	1 232	8 399
河海大学文天学院	122	119	35	18	18	5	15	826	826	350	0	476	826
华侨大学	989	936	352	570	559	352	456	77 075	77 075	45 420	14 086	17 569	46 128
福建工程学院	855	853	253	262	262	234	209	47 256	47 256	30 838	13 126	3 292	35 316
福建农林大学	1 127	1 073	519	266	259	209	213	134 416	134 416	130 182	0	4 234	82 783
集美大学	1 155	1 078	424	409	380	366	327	124 380	115 423	81 815	31 578	2 030	108 342
福建医科大学	3 387	3 321	926	1 431	1 416	833	1 144	97 325	97 325	60 446	574	36 305	70 505
福建中医学院	1 676	1 421	330	837	773	323	669	61 154	60 909	57 171	0	3 738	70 099
福建师范大学	933	879	383	252	211	159	201	83 324	73 224	44 048	8 852	20 324	70 344
闽江学院	381	370	111	75	73	64	60	14 596	14 596	9 738	4 256	602	5 059
武夷学院	222	220	70	132	132	70	105	10 540	10 540	7 770	1 366	1 404	11 490
泉州师范学院	309	308	101	165	165	101	132	5 897	5 897	5 473	125	299	4 911
漳州师范学院	300	300	75	110	110	75	88	23 261	17 475	12 365	2 200	2 910	9 289
厦门理工学院	465	436	139	256	255	139	205	54 346	53 228	27 815	7 549	17 864	34 971
三明学院	275	267	85	89	89	79	71	13 222	13 222	11 277	682	1 263	12 760

续表

科技课题				科技成果及技术转让							成果授奖（项）	
课题总数（项）	当年投入人数（人）	当年拨入经费（千元）	当年支出经费（千元）	专著		学术论文（篇）		鉴定成果数（项）	技术转让		合计	其中：国家级奖
				数量（部）	字数（千字）	合计	其中：国外及全国性刊物发表		签订合同数（项）	当年实际收入（千元）		
100	91	1 207	603	0	0	124	26	11	0	0	0	0
214	320	31 490	28 905	0	0	750	182	19	4	14	6	0
324	184	25 059	18 055	8	815	463	22	14	6	2 400	3	0
30	30	161	161	0	0	68	0	0	0	0	0	0
130	96	5 122	4 023	0	0	227	104	0	0	0	1	0
50	55	1 094	848	0	0	160	6	0	0	0	0	0
73	80	1 046	856	0	0	131	18	0	0	0	0	0
90	75	463	229	0	0	95	0	0	0	0	0	0
8	34	47	4	0	0	0	0	0	0	0	0	0
11	10	1 152	961	0	0	47	5	0	0	0	0	0
1	2	8	8	0	0	0	0	0	0	0	0	0
1	1	11	8	0	0	0	0	0	0	0	0	0
32	12	461	286	0	0	26	0	0	0	0	0	0
31	12	247	240	0	0	56	8	0	0	0	0	0
164	97	8 401	5 384	0	0	317	67	0	0	0	8	0
13	12	130	120	0	0	0	0	0	0	0	0	0
646	380	54 458	27 515	0	0	1 644	596	0	2	0	7	0
365	235	35 140	24 218	0	0	325	67	0	5	51	1	0
553	203	111 584	98 499	4	1 743	845	231	0	452	13 210	16	1
1 261	402	65 733	45 330	1	250	377	96	0	0	0	6	1
839	953	45 894	34 072	2	57	1 388	114	25	0	0	12	0
771	560	20 801	24 487	5	710	432	9	1	0	0	0	0
961	209	47 470	22 591	2	513	700	199	9	58	7 325	8	0
162	55	7 256	3 282	0	0	287	40	0	1	60	0	0
109	88	7 106	4 206	0	0	237	3	0	0	0	0	0
148	112	4 849	4 013	0	0	222	11	0	0	0	0	0
68	79	15 606	6 764	1	523	244	58	0	25	6 010	0	0
517	171	42 911	28 936	0	0	211	7	0	0	0	0	0
96	65	6 066	6 084	0	0	139	27	2	1	150	1	0

学校名称	教学与科研人员（人）			研究与发展人员（人年）				科技经费（千元）					
	合计	其中：科学家与工程师		合计	其中：科学家与工程师		全时当量人员	合计	当年拨入				当年内部支出
		小计	其中：高级职称		小计	其中：高级职称			小计	政府资金	企事业单位委托（进入学校财务）	其他	
龙岩学院	286	273	88	82	80	57	66	8 060	8 060	7 669	50	341	7 824
福建警察学院	38	36	8	4	4	3	3	84	84	84	0	0	108
莆田学院	415	392	137	139	125	109	111	8 142	7 807	7 040	0	767	3 135
华东交通大学	763	747	309	287	278	221	230	82 775	82 775	39 601	29 280	13 894	66 500
东华理工大学	915	906	346	290	290	229	232	107 465	107 465	62 432	31 321	13 712	100 814
南昌航空大学	992	969	280	444	439	280	355	100 685	95 685	39 138	54 176	2 371	91 976
江西理工大学	1 076	1 062	383	221	221	174	177	114 039	112 657	60 646	45 000	7 011	111 943
景德镇陶瓷学院	521	484	166	215	215	166	172	51 790	21 880	21 347	0	533	46 788
江西农业大学	725	723	323	249	249	197	199	125 442	121 392	77 674	23 588	20 130	97 710
江西中医学院	1 333	1 230	434	597	597	434	477	126 251	119 914	106 914	10 000	3 000	85 407
赣南医学院	1 486	1 463	205	204	204	130	163	19 722	19 722	18 202	0	1 520	19 654
江西师范大学	612	590	166	255	251	166	204	51 635	50 662	28 600	4 350	17 712	51 070
上饶师范学院	245	239	87	56	52	41	44	3 531	3 531	2 261	0	1 270	1 356
宜春学院	481	470	147	137	137	136	109	5 197	5 197	4 199	175	823	4 226
赣南师范学院	317	303	149	109	108	83	87	25 254	25 254	21 914	318	3 022	25 082
江西财经大学	168	168	73	40	40	40	32	6 615	6 615	6 438	152	25	3 241
江西科技师范学院	327	324	155	115	114	95	92	34 658	34 658	13 207	13 698	7 753	23 388
南昌工程学院	435	426	174	175	175	132	140	15 542	15 542	6 469	8 673	400	16 350
新余学院	258	252	99	86	86	74	69	3 297	3 297	2 497	0	800	3 020
九江学院	1 723	1 603	512	358	358	303	286	17 770	17 770	10 106	5 057	2 607	15 267
山东科技大学	1 585	1 546	664	199	199	199	159	193 254	81 672	55 885	14 066	11 721	129 429
青岛科技大学	1 358	1 333	527	959	936	527	767	141 484	141 484	55 163	76 498	9 823	60 855
济南大学	1 210	1 170	450	418	381	335	335	109 167	92 157	45 557	38 750	7 850	85 300
青岛理工大学	1 029	1 018	444	447	447	372	358	142 660	142 660	26 868	113 052	2 740	133 260
山东建筑大学	931	920	446	177	175	146	142	58 395	58 395	21 149	18 846	18 400	60 092
山东轻工业学院	676	658	342	464	464	342	371	49 003	38 795	17 153	18 702	2 940	44 752
山东理工大学	1 281	1 262	614	441	436	420	353	118 105	98 495	57 601	34 476	6 418	107 569
山东农业大学	1 112	1 074	425	584	548	403	467	192 033	173 363	154 096	12 928	6 339	172 241
青岛农业大学	1 061	1 044	451	443	443	345	354	102 704	102 182	94 286	3 000	4 896	94 804

续表

科技课题				科技成果及技术转让							成果授奖（项）	
课题总数（项）	当年投入人数（人）	当年拨入经费（千元）	当年支出经费（千元）	专著		学术论文（篇）		鉴定成果数（项）	技术转让		合计	其中：国家级奖
				数量（部）	字数（千字）	合计	其中：国外及全国性刊物发表		签订合同数（项）	当年实际收入（千元）		
165	56	3 723	3 719	1	350	162	13	1	0	0	0	0
21	3	60	84	0	0	4	0	1	0	0	0	0
144	97	2 496	2 106	0	0	168	43	0	0	0	0	0
328	191	78 084	65 878	2	516	1 660	43	14	6	2 440	6	1
292	245	98 050	94 055	6	1 220	997	149	2	4	1 995	1	0
739	307	84 954	82 716	1	15	742	215	5	0	0	5	0
291	160	109 220	99 615	5	530	1 500	90	6	0	0	5	1
405	143	46 965	40 271	4	890	560	38	33	38	8 165	3	0
701	201	100 478	92 627	5	450	1 135	295	12	0	0	11	1
491	399	100 404	55 768	0	0	806	121	4	32	11 786	3	0
128	136	4 991	3 109	0	0	692	8	20	0	0	1	0
462	170	38 530	28 585	3	380	1 022	233	0	0	0	4	1
28	37	2 466	384	0	0	163	0	0	0	0	0	0
183	100	4 387	3 268	0	0	303	11	0	0	0	0	0
117	73	23 698	19 098	2	630	353	78	19	0	0	1	0
83	30	6 149	2 982	6	300	517	55	0	0	0	0	0
282	77	29 761	17 916	0	0	480	310	8	0	0	2	1
194	123	14 430	12 127	0	0	281	51	8	0	0	0	0
106	58	1 503	1 503	0	0	228	10	2	0	0	0	0
262	248	12 778	6 327	0	0	576	16	0	0	0	0	0
754	305	161 255	124 516	10	1 298	962	14	42	2	72	74	3
515	728	123 372	66 613	2	416	1 259	467	20	7	3 120	7	0
882	440	92 379	60 929	2	111	2 696	780	45	40	3 320	7	1
540	435	127 297	109 521	9	2 832	885	150	13	0	0	9	1
295	128	44 654	33 615	7	1 092	938	246	65	2	20	5	0
276	309	41 434	35 191	0	0	684	315	22	4	160	10	1
700	294	83 132	63 516	5	1 462	1 347	243	12	7	1 500	8	1
1 578	389	146 941	98 602	3	274	1 238	460	14	94	5 320	8	1
569	324	90 604	60 630	2	1 704	1 127	73	2	1	500	6	1

学校名称	教学与科研人员（人）			研究与发展人员（人年）				科技经费（千元）					
	合计	其中：科学家与工程师		合计	其中：科学家与工程师		全时当量人员	合计	当年拨入				当年内部支出
		小计	其中：高级职称		小计	其中：高级职称			小计	政府资金	企事业单位委托（进入学校财务）	其他	
潍坊医学院	1 279	1 257	360	590	584	360	471	33 527	33 527	26 393	4 265	2 869	33 491
泰山医学院	1 730	1 676	519	641	634	427	512	40 488	40 488	16 027	5 611	18 850	40 440
滨州医学院	1 304	1 286	395	179	179	120	144	19 244	19 244	12 622	0	6 622	32 246
山东中医药大学	535	533	201	344	342	201	275	26 057	26 057	25 721	0	336	9 600
济宁医学院	1 903	1 874	408	1 136	1 136	408	928	26 081	26 081	18 547	0	7 534	18 741
山东师范大学	825	792	423	363	363	342	290	59 452	58 600	41 848	9 280	7 472	55 323
曲阜师范大学	640	640	277	556	556	277	445	38 178	33 351	25 606	3 740	4 005	35 280
聊城大学	992	976	303	786	786	303	629	30 493	30 493	27 321	722	2 450	35 948
德州学院	512	512	243	66	66	66	53	5 078	5 078	2 710	936	1 432	5 716
滨州学院	425	423	85	191	191	85	153	8 996	8 996	6 442	1 371	1 183	6 258
鲁东大学	611	595	270	168	160	143	135	35 231	35 231	15 872	9 354	10 005	33 289
临沂师范学院	859	859	308	132	132	108	106	21 960	21 960	6 760	6 400	8 800	21 000
泰山学院	378	363	126	147	141	126	117	5 142	5 142	2 516	110	2 516	4 882
济宁学院	260	248	79	74	72	63	59	2 709	2 709	2 592	0	117	2 200
菏泽学院	392	387	130	344	342	130	275	3 752	3 752	3 108	0	644	3 752
山东经济学院	287	281	133	172	172	133	138	18 046	17 942	12 716	1 976	3 250	16 988
枣庄学院	311	311	73	45	45	38	36	4 462	4 462	3 224	200	1 038	4 472
青岛大学	1 910	1 865	686	854	854	628	683	120 073	115 021	95 246	10 914	8 861	101 977
烟台大学	1 144	1 072	393	368	368	319	294	106 040	106 040	53 615	28 154	24 271	69 820
潍坊学院	537	537	228	351	351	228	281	22 828	19 163	17 983	0	1 180	22 826
山东警察学院	122	120	25	65	65	25	52	1 345	1 345	970	0	375	1 403
山东交通学院	934	927	260	338	338	260	270	7 319	7 319	5 100	2 219	0	5 984
山东工商学院	154	154	64	93	93	64	74	5 241	5 241	2 782	1 080	1 379	4 510
山东财政学院	96	93	40	19	19	17	15	12 602	12 602	9 705	1 637	1 260	6 990
石油大学胜利学院	88	88	30	8	8	8	6	220	220	60	0	160	222
山东政法学院	27	27	8	24	24	8	19	1 294	1 294	814	0	480	1 208
齐鲁师范学院	95	95	35	41	41	35	32	1 264	1 264	634	130	500	289
华北水利水电学院	875	875	234	179	179	138	143	58 484	58 484	15 034	39 619	3 831	55 825
河南理工大学	1 749	1 732	587	235	231	161	188	202 785	202 785	39 289	132 564	30 932	194 490

续表

科技课题				科技成果及技术转让							成果授奖（项）	
课题总数（项）	当年投入人数（人）	当年拨入经费（千元）	当年支出经费（千元）	专著 数量（部）	专著 字数（千字）	学术论文（篇） 合计	学术论文（篇） 其中：国外及全国性刊物发表	鉴定成果数（项）	技术转让 签订合同数（项）	技术转让 当年实际收入（千元）	合计	其中：国家级奖
315	393	17 550	15 849	1	31	1 237	61	143	0	0	6	0
337	427	14 534	14 309	1	260	489	67	14	0	0	1	0
226	120	10 145	14 764	4	1 345	874	92	0	0	0	3	0
209	229	16 212	3 209	26	4 011	643	57	32	0	0	28	0
174	773	6 591	2 044	0	0	438	33	18	0	0	2	0
533	301	31 135	37 924	4	750	571	231	10	12	1 080	6	0
319	399	19 403	11 960	0	0	503	156	10	0	0	1	0
272	524	19 582	15 702	0	0	1 123	752	19	22	1 420	4	0
26	44	1 936	334	2	548	831	289	0	0	0	0	0
189	128	4 138	3 972	0	0	269	69	10	0	0	1	0
334	119	25 784	24 696	5	910	703	232	4	2	30	2	0
50	88	11 980	6 950	0	0	526	136	9	0	0	0	0
84	98	3 298	2 049	0	0	253	91	4	0	0	0	0
82	49	2 177	754	0	0	163	76	0	0	0	0	0
43	229	1 004	1 004	1	200	382	36	8	0	0	0	0
74	129	8 054	7 325	3	1 350	191	134	9	0	0	5	0
20	30	3 152	2 885	0	0	362	116	26	0	0	0	0
270	696	50 376	14 909	3	521	618	199	69	52	6 784	31	0
333	286	63 684	54 182	1	158	501	317	10	2	600	5	0
132	234	10 536	10 536	0	0	567	0	24	0	0	0	0
20	43	780	807	0	0	22	6	2	0	0	0	0
88	225	5 969	4 634	0	0	418	22	15	0	0	1	0
17	62	3 972	2 155	3	900	231	88	40	2	0	1	0
51	12	5 567	2 819	1	120	166	15	0	0	0	2	0
11	5	160	160	0	0	16	3	0	0	0	0	0
22	18	483	91	0	0	22	0	0	0	0	0	0
7	27	490	13	0	0	61	13	0	0	0	0	0
161	140	57 224	54 565	7	900	1 522	190	91	0	0	9	1
1 294	290	186 703	178 582	10	2 308	2 882	612	72	13	2 920	36	1

学校名称	教学与科研人员（人）			研究与发展人员（人年）				科技经费（千元）					
	合计	其中：科学家与工程师		合计	其中：科学家与工程师		全时当量人员	合计	当年拨入				当年内部支出
		小计	其中：高级职称		小计	其中：高级职称			小计	政府资金	企事业单位委托（进入学校财务）	其他	
郑州轻工业学院	756	741	304	170	170	143	136	60 514	60 514	14 692	36 334	9 488	60 484
河南工业大学	907	907	431	171	171	145	137	133 695	133 695	44 736	69 435	19 524	102 301
河南科技大学	1 182	1 171	413	416	402	343	333	118 429	118 429	37 700	45 040	35 689	74 281
中原工学院	672	654	351	119	119	111	95	48 168	48 168	18 008	16 315	13 845	41 873
河南农业大学	999	981	417	400	399	316	320	137 646	137 646	96 982	31 627	9 037	134 803
河南科技学院	665	658	230	206	206	160	165	45 957	45 957	24 001	2 880	19 076	36 292
河南中医学院	1 487	1 478	595	108	108	89	86	23 954	23 447	20 697	2 230	520	20 588
新乡医学院	3 472	3 415	657	409	409	285	327	18 036	18 036	9 446	354	8 236	13 019
河南大学	1 070	1 068	614	215	213	159	172	249 722	249 722	205 647	12 454	31 621	230 645
河南师范大学	817	817	351	220	220	212	176	218 168	218 168	125 316	57 242	35 610	201 369
信阳师范学院	444	439	174	176	174	105	141	16 126	16 126	11 383	633	4 110	17 387
周口师范学院	342	342	105	50	50	41	40	1 491	1 491	1 391	0	100	1 500
安阳师范学院	459	459	132	173	173	128	138	5 006	5 006	2 841	0	2 165	4 963
许昌学院	313	313	129	147	147	112	117	7 742	7 742	4 010	141	3 591	7 760
南阳师范学院	522	522	157	110	110	71	88	3 165	3 165	2 266	0	899	3 086
洛阳师范学院	370	363	127	78	78	68	63	9 958	9 935	6 252	421	3 262	9 976
商丘师范学院	435	428	133	19	19	17	15	7 182	7 182	3 733	0	3 449	7 423
河南财经学院	73	73	25	8	8	8	6	1 563	1 563	973	0	590	1 414
郑州航空工业管理学院	308	308	84	60	60	51	48	9 163	9 163	6 092	1 245	1 826	8 884
黄淮学院	428	424	137	41	41	34	33	1 332	1 332	592	0	740	1 152
平顶山学院	291	291	71	59	59	52	47	3 112	3 112	2 412	0	700	2 377
洛阳理工学院	607	604	237	52	52	42	42	8 643	8 643	4 064	4 309	270	6 512
新乡学院	453	453	150	7	7	6	6	733	733	508	0	225	668
安阳工学院	351	338	108	22	22	20	17	1 419	1 419	619	180	620	839
河南工程学院	506	477	144	153	144	125	123	6 280	6 280	2 012	2 898	1 370	6 368
南阳理工学院	553	550	206	60	60	48	48	3 934	3 570	3 570	0	0	2 752
平顶山工学院	635	633	204	18	18	17	15	1 961	1 961	621	1 220	120	1 895
黄河科技学院	450	450	166	85	85	70	68	3 540	3 540	1 157	0	2 383	2 011
武汉科技大学	1 243	1 237	590	633	633	562	506	155 314	155 314	44 354	108 907	2 053	150 336

续表

科技课题				科技成果及技术转让							成果授奖（项）	
课题总数（项）	当年投入人数（人）	当年拨入经费（千元）	当年支出经费（千元）	专著		学术论文（篇）		鉴定成果数（项）	技术转让		合计	其中：国家级奖
				数量（部）	字数（千字）	合计	其中：国外及全国性刊物发表		签订合同数（项）	当年实际收入（千元）		
248	176	58 513	58 483	2	585	989	256	48	54	6 241	8	0
512	151	132 155	100 838	0	0	870	165	95	8	1 870	15	3
552	291	115 638	74 504	19	5 860	1 435	296	112	4	310	18	0
400	148	46 751	40 456	6	691	1 468	415	48	18	1 591	5	1
489	267	134 765	132 446	19	2 742	1 041	133	35	0	0	8	0
311	160	44 517	35 282	0	0	1 399	400	32	8	6 590	7	0
232	99	22 766	20 650	18	1 426	922	66	39	0	0	12	0
384	273	15 581	10 564	2	320	1 622	121	22	0	0	4	0
403	167	247 321	233 244	19	3 578	1 275	416	25	3	70	2	0
611	174	216 189	206 169	1	53	927	348	19	26	4 200	2	0
209	118	14 857	16 118	1	200	395	86	4	0	0	0	0
82	34	1 050	1 020	0	0	230	15	25	0	0	0	0
134	115	4 040	3 997	0	0	824	131	43	0	0	1	0
165	98	6 861	6 538	4	225	536	68	19	0	0	0	0
105	73	2 067	1 988	5	385	300	77	15	0	0	1	0
113	52	9 427	9 445	0	0	501	237	17	8	720	0	0
35	13	7 014	7 255	2	530	323	36	6	0	0	0	0
9	5	1 500	1 414	1	100	170	47	10	0	0	2	0
114	40	8 587	8 648	7	9 470	517	43	47	0	0	5	0
44	27	1 070	890	0	0	432	52	25	0	0	1	0
25	39	2 760	2 025	0	0	1 023	39	15	0	0	1	0
131	111	7 119	6 512	0	0	566	115	53	0	0	2	0
7	5	675	695	0	0	206	38	6	0	0	0	0
26	15	1 245	665	1	510	223	45	21	0	0	0	0
110	102	5 298	5 386	0	0	433	163	45	1	80	2	0
35	59	3 054	1 784	2	761	425	41	55	34	1 075	2	0
27	12	1 830	1 895	0	0	434	72	81	0	0	0	0
93	57	2 929	1 230	0	0	261	0	6	1	12	0	0
688	476	146 212	129 631	3	801	1 869	633	12	91	4 448	15	3

学校名称	教学与科研人员（人）			研究与发展人员（人年）				科技经费（千元）					
	合计	其中：科学家与工程师		合计	其中：科学家与工程师		全时当量人员	合计	当年拨入				当年内部支出
		小计	其中：高级职称		小计	其中：高级职称			小计	政府资金	企事业单位委托（进入学校财务）	其他	
长江大学	1 866	1 790	609	807	769	567	646	260 748	260 748	58 307	201 702	739	267 078
武汉工程大学	973	947	501	228	228	218	182	124 448	124 448	42 549	78 804	3 095	123 094
武汉纺织大学	644	627	263	181	177	157	145	68 465	68 465	38 276	17 204	12 985	63 246
武汉工业学院	667	646	314	215	202	186	172	53 067	53 067	17 132	34 620	1 315	41 013
湖北工业大学	1 176	1 134	481	663	663	481	531	85 079	85 079	24 977	60 102	0	86 865
湖北中医学院	1 625	1 598	529	399	399	395	320	20 024	20 024	18 550	1 474	0	19 819
湖北大学	464	436	211	176	172	171	141	52 433	52 433	28 245	23 239	949	20 491
湖北师范学院	416	413	222	138	135	111	110	16 334	15 634	7 125	4 805	3 704	15 359
黄冈师范学院	234	233	72	74	74	65	60	31 164	31 164	31 143	0	21	13 772
湖北民族学院	610	483	131	237	237	131	190	16 445	16 445	13 178	2 912	355	9 374
襄樊学院	494	463	259	93	93	89	74	25 617	25 617	4 977	17 640	3 000	24 447
中南民族大学	558	551	195	295	294	195	236	31 889	31 889	23 188	8 701	0	31 952
湖北汽车工业学院	451	440	145	225	219	145	180	15 397	15 397	6 139	7 219	2 039	15 442
孝感学院	418	403	117	90	88	76	72	7 859	7 736	4 727	904	2 105	6 700
黄石理工学院	500	463	101	168	168	101	135	8 645	8 645	3 915	4 200	530	7 251
咸宁学院	593	567	169	172	164	155	138	10 179	10 179	5 072	872	4 235	7 774
郧阳医学院	636	627	325	178	177	131	142	12 631	12 631	5 999	500	6 132	12 205
江汉大学	480	480	211	220	220	211	176	88 438	86 208	45 921	26 035	14 252	79 459
三峡大学	3 366	3 347	983	254	254	226	204	97 043	97 043	33 083	61 155	2 805	104 202
湖北警官学院	113	103	34	2	2	2	2	362	362	362	0	0	408
荆楚理工学院	434	426	117	106	105	92	85	1 731	1 731	1 016	180	535	1 751
武汉东湖学院	100	87	26	36	33	26	29	3 353	3 353	3 260	0	93	3 353
华中科技大学武昌分校	335	283	86	106	104	83	85	3 072	3 072	1 034	1 622	416	1 399
武汉生物工程学院	777	746	60	99	99	60	79	2 194	2 194	1 650	0	544	1 975
湖北第二师范学院	290	280	97	27	27	19	22	870	870	870	0	0	866
吉首大学	495	491	226	216	216	216	173	15 954	15 954	9 964	1 357	4 633	14 641
湖南科技大学	1 118	1 109	462	503	497	435	402	138 615	128 646	32 558	39 876	56 212	136 918
长沙理工大学	1 600	1 521	659	1 437	1 413	659	1 150	232 104	217 554	105 804	102 809	8 941	202 016
湖南农业大学	1 485	1 423	666	944	919	666	755	230 038	230 038	139 828	81 160	9 050	160 239

续表

科技课题				科技成果及技术转让							成果授奖（项）	
课题总数(项)	当年投入人数（人）	当年拨入经费（千元）	当年支出经费（千元）	专著		学术论文（篇）		鉴定成果数（项）	技术转让		合计	其中：国家级奖
				数量（部）	字数（千字）	合计	其中：国外及全国性刊物发表		签订合同数（项）	当年实际收入（千元）		
991	610	248 160	247 003	10	1 572	1 208	86	12	0	0	15	0
906	212	122 543	121 109	1	871	721	87	8	20	1 602	8	1
674	129	66 376	50 389	1	350	1 312	375	5	10	90	6	0
185	163	48 489	35 206	0	0	489	148	10	0	0	5	1
325	501	75 399	73 371	1	157	1 326	146	92	5	100	8	0
316	285	13 859	14 499	2	599	411	78	8	0	0	2	0
314	210	48 157	16 215	1	40	887	513	8	3	30	10	0
182	98	13 140	10 237	0	0	690	158	4	15	1 310	2	0
59	50	2 178	1 499	0	0	570	9	0	10	800	1	0
259	158	15 212	8 141	10	4 434	452	44	0	0	0	0	0
105	166	22 245	21 075	0	0	351	45	0	0	0	4	0
499	228	26 479	24 272	0	0	345	175	2	3	160	4	0
188	150	13 007	9 646	0	0	513	116	3	1	25	0	0
79	60	3 971	2 562	0	0	394	31	0	2	50	0	0
83	112	5 900	4 510	0	0	803	74	2	0	0	0	0
165	131	9 001	5 739	0	0	783	109	0	0	0	1	0
244	119	5 118	4 603	2	1 190	1 954	95	0	1	250	4	0
277	151	51 886	47 518	4	823	997	208	39	8	1 500	2	0
1 268	215	91 741	50 438	8	1 630	2 277	562	10	0	0	11	0
15	2	262	222	0	0	55	7	2	0	0	0	0
39	73	913	779	0	0	277	14	0	0	0	0	0
6	24	74	74	0	0	12	6	0	0	0	0	0
33	71	2 438	738	0	0	58	10	1	0	0	0	0
71	71	1 468	1 249	0	0	129	24	0	0	0	0	0
16	18	707	300	0	0	189	69	0	0	0	0	0
142	144	14 392	11 072	0	0	332	75	0	0	0	4	0
957	350	101 743	94 203	3	572	905	158	0	0	0	7	0
2 058	1 097	215 328	143 606	6	804	1 473	310	26	1	10	25	3
1 334	750	215 336	171 321	4	134	1 859	315	12	47	5 655	16	1

学校名称	教学与科研人员（人）			研究与发展人员（人年）				科技经费（千元）					
	合计	其中：科学家与工程师		合计	其中：科学家与工程师		全时当量人员	合计	当年拨入				当年内部支出
		小计	其中：高级职称		小计	其中：高级职称			小计	政府资金	企事业单位委托（进入学校财务）	其他	
中南林业科技大学	1 039	1 005	453	718	691	453	574	121 678	121 678	76 665	24 918	20 095	93 740
湖南中医药大学	1 767	1 549	517	296	294	259	237	41 136	41 136	35 236	2 900	3 000	36 103
湖南理工学院	503	487	168	130	125	111	104	20 967	20 967	11 520	4 837	4 610	13 359
湘南学院	583	578	310	48	48	44	38	3 538	3 538	1 625	0	1 913	4 768
衡阳师范学院	230	226	94	102	98	80	82	12 078	12 078	4 772	418	6 888	14 202
邵阳学院	470	468	192	73	72	66	59	4 680	4 500	2 649	220	1 631	4 901
怀化学院	252	248	72	21	21	19	17	5 838	5 838	2 381	0	3 457	5 442
湖南文理学院	377	376	184	116	116	116	92	18 120	17 980	14 360	610	3 010	18 503
湖南科技学院	284	281	75	34	34	29	27	2 446	2 446	1 361	0	1 085	2 989
湖南人文科技学院	396	384	172	80	80	76	64	7 902	7 902	3 827	350	3 725	7 505
湖南商学院	128	127	44	12	12	11	10	2 929	2 929	1 968	206	755	904
南华大学	2 881	2 800	855	495	492	438	396	100 155	100 155	68 604	20 846	10 705	103 352
长沙医学院	774	774	353	17	17	15	13	1 882	1 882	1 297	0	585	2 453
长沙学院	366	365	181	60	59	58	48	10 371	10 371	5 761	100	4 510	9 208
湖南工程学院	687	626	201	176	171	150	141	18 707	18 707	6 108	5 532	7 067	15 948
湖南城市学院	581	452	197	57	57	49	45	40 863	38 846	3 077	34 285	1 484	40 878
湖南工学院	479	476	195	78	78	57	62	6 804	6 804	2 238	615	3 951	6 397
湖南财政经济学院	76	76	30	5	5	5	4	1 175	1 175	218	0	957	486
湖南警察学院	59	59	33	42	42	33	34	1 404	1 404	829	0	575	792
湖南工业大学	635	633	314	578	578	314	462	40 076	40 076	29 543	5 338	5 195	37 523
湖南第一师范学院	200	200	77	58	58	53	46	2 593	2 593	1 823	0	770	2 628
湖南涉外经济学院	52	51	26	4	4	3	3	2 260	2 250	1 484	0	766	2 100
汕头大学	2 869	2 671	909	793	777	551	634	84 324	84 249	73 582	3 863	6 804	62 802
华南农业大学	1 443	1 374	641	650	633	623	520	317 226	317 226	265 945	47 503	3 778	258 337
广东海洋大学	1 126	1 057	409	540	497	409	432	70 411	70 411	58 578	8 618	3 215	56 515
广州医学院	4 908	4 428	1 136	1 120	1 061	751	896	124 031	124 031	99 202	6 087	18 742	101 149
广东医学院	2 195	2 138	733	713	708	331	571	91 099	91 099	29 528	2 090	59 481	58 657
广州中医药大学	4 397	3 831	953	1 083	1 039	767	866	143 078	143 078	119 928	19 010	4 140	109 800
广东药学院	1 567	1 526	495	330	328	253	264	59 482	59 457	43 413	2 803	13 241	47 398

续表

科技课题				科技成果及技术转让							成果授奖（项）	
课题总数（项）	当年投入人数（人）	当年拨入经费（千元）	当年支出经费（千元）	专著		学术论文（篇）		鉴定成果数（项）	技术转让		合计	其中：国家级奖
				数量（部）	字数（千字）	合计	其中：国外及全国性刊物发表		签订合同数（项）	当年实际收入（千元）		
373	584	85 931	65 302	4	324	1 142	353	8	38	4 980	10	2
412	221	23 697	13 033	29	4 242	1 273	10	8	2	128	9	0
99	87	9 271	7 810	1	333	591	125	0	14	2 575	1	0
292	32	1 543	1 550	1	20	251	41	2	0	0	1	0
297	68	10 094	4 003	1	197	239	64	0	0	0	2	0
157	53	2 949	1 987	0	0	435	22	2	11	420	0	0
45	15	2 141	1 303	0	0	171	18	3	0	0	2	0
81	79	5 040	2 607	1	150	594	58	0	6	1 200	1	0
138	23	1 191	816	0	0	214	17	0	0	0	0	0
96	54	4 305	3 935	0	0	201	27	3	0	0	2	0
31	9	1 676	812	1	140	90	18	0	0	0	0	0
687	350	82 251	72 298	4	1 225	2 016	140	0	8	3 000	5	0
43	11	1 170	627	0	0	164	3	0	0	0	0	0
152	41	9 370	5 548	0	0	308	20	2	0	0	1	0
227	139	16 499	9 067	1	300	447	58	0	5	465	3	0
390	78	40 863	40 878	0	0	426	156	0	0	0	1	0
159	61	3 209	2 207	0	0	231	3	0	0	0	0	0
13	3	336	12	0	0	48	7	0	0	0	0	0
28	28	1 047	304	0	0	61	1	0	0	0	1	0
198	385	29 839	13 245	0	0	599	36	1	2	1 200	2	0
88	39	1 637	1 550	0	0	92	25	0	0	0	1	0
13	3	864	210	0	0	350	0	0	0	0	0	0
772	536	56 282	40 392	0	0	939	245	12	18	789	10	0
1 526	618	289 036	154 954	7	1 531	1 743	303	6	6	3 320	15	1
579	418	60 573	45 921	2	265	360	15	12	1	0	15	0
1 004	838	43 480	24 505	6	1 399	1 325	148	4	0	0	9	1
576	476	67 117	36 178	0	0	951	65	6	0	0	1	0
1 052	744	109 135	105 301	6	2 087	2 371	168	11	1	2 800	13	0
369	220	39 769	23 196	6	264	958	49	3	4	2 220	1	0

学校名称	教学与科研人员（人）：合计	教学与科研人员（人）：其中：科学家与工程师：小计	教学与科研人员（人）：其中：科学家与工程师：其中：高级职称	研究与发展人员（人年）：合计	研究与发展人员（人年）：其中：科学家与工程师：小计	研究与发展人员（人年）：其中：科学家与工程师：其中：高级职称	研究与发展人员（人年）：全时当量人员	科技经费（千元）：合计	科技经费（千元）：当年拨入：小计	科技经费（千元）：当年拨入：政府资金	科技经费（千元）：当年拨入：企事业单位委托（进入学校财务）	科技经费（千元）：当年拨入：其他	科技经费（千元）：当年内部支出
韶关学院	382	366	156	79	79	71	63	13 243	13 243	6 335	1 503	5 405	13 435
惠州学院	294	278	88	186	184	88	148	10 362	10 362	7 410	834	2 118	5 757
韩山师范学院	326	302	116	99	99	78	79	12 092	12 092	3 676	396	8 020	12 690
湛江师范学院	500	497	148	174	174	131	139	16 308	16 308	5 790	811	9 707	16 678
肇庆学院	333	322	142	90	90	87	72	13 211	13 211	9 527	3 010	674	5 925
嘉应学院	334	323	137	224	224	137	179	14 741	14 741	7 341	2 270	5 130	14 543
广东技术师范学院	273	259	106	132	132	106	106	14 652	13 383	7 400	2 962	3 021	9 962
深圳大学	929	898	510	240	240	235	192	176 253	176 253	121 642	38 697	15 914	178 582
广州大学	929	824	304	257	239	194	206	119 438	119 438	49 512	60 376	9 550	107 423
仲恺农业技术学院	489	469	161	99	99	86	79	26 832	26 832	15 791	7 290	3 751	22 038
五邑大学	400	383	165	115	114	111	92	26 616	26 616	7 015	16 601	3 000	18 366
广东石油化工学院	522	504	169	258	258	169	206	31 068	31 068	13 498	7 444	10 126	22 147
东莞理工学院	415	405	167	162	159	147	130	47 031	47 031	11 356	8 695	26 980	48 288
广东工业大学	1 620	1 579	565	519	517	456	415	251 524	248 820	136 127	64 971	47 722	236 435
佛山科学技术学院	697	678	300	306	289	228	245	76 658	76 658	43 709	31 369	1 580	76 015
南方医科大学	3 183	2 919	1 039	1 116	1 009	756	892	166 958	166 958	160 667	2 183	4 108	123 839
广东第二师范学院	94	94	37	77	77	37	61	7 168	6 768	5 160	1 100	508	6 149
广西工学院	674	671	299	509	508	299	408	50 167	50 167	24 981	21 993	3 193	44 093
桂林电子科技大学	1 289	1 261	429	1 237	1 217	429	989	98 303	98 303	46 290	14 908	37 105	82 846
桂林理工大学	675	663	277	380	377	277	304	96 040	96 040	44 440	51 400	200	80 800
广西医科大学	3 359	3 310	1 118	1 378	1 375	1 031	1 102	88 535	88 535	86 689	0	1 846	105 347
右江民族医学院	1 263	1 084	176	360	360	141	287	18 330	18 330	16 590	0	1 740	20 273
广西中医学院	6 800	6 670	1 069	2 750	2 702	1 033	2 199	100 081	100 081	94 126	1 956	3 999	98 762
桂林医学院	1 612	1 548	403	692	692	333	554	18 074	18 074	14 321	0	3 753	12 846
广西师范大学	808	786	351	753	732	351	603	60 676	60 676	31 157	3 800	25 719	62 553
广西师范学院	391	388	171	362	362	171	289	37 947	37 947	10 878	25 644	1 425	33 919
广西民族师范学院	172	165	60	66	66	60	53	953	953	748	0	205	804
河池学院	186	186	50	73	73	50	59	3 675	3 675	3 375	0	300	2 400
玉林师范学院	316	314	95	223	220	95	178	6 996	6 996	6 119	0	877	7 039

续表

科技课题				科技成果及技术转让							成果授奖（项）	
课题总数(项)	当年投入人数（人）	当年拨入经费（千元）	当年支出经费（千元）	专著		学术论文（篇）		鉴定成果数（项）	技术转让		合计	其中：国家级奖
				数量（部）	字数（千字）	合计	其中：国外及全国性刊物发表		签订合同数（项）	当年实际收入（千元）		
106	75	8 735	9 595	1	300	379	72	0	0	0	0	0
230	137	3 931	3 567	1	30	146	33	0	0	0	0	0
217	66	2 385	2 236	1	90	333	38	2	0	0	0	0
197	120	5 753	2 368	0	0	309	52	1	1	50	0	0
73	97	7 965	4 878	2	480	516	58	6	2	350	0	0
115	149	4 471	3 243	1	240	271	15	1	1	30	2	0
67	102	8 885	4 445	1	120	360	130	0	12	324	0	0
716	315	142 904	66 927	1	227	751	120	0	8	30 000	5	0
724	288	88 492	74 736	6	2 850	918	269	8	1	80	3	0
327	66	25 974	21 315	0	0	1 061	148	0	0	0	15	1
288	134	21 967	18 799	1	175	330	45	1	1	50	0	0
278	189	14 076	7 406	0	0	378	44	1	0	0	0	0
334	154	44 219	40 803	1	60	328	34	2	1	35	0	0
1 271	630	198 679	151 945	6	2 828	2 534	312	12	13	1 350	5	0
502	207	46 788	39 848	2	950	318	176	5	0	0	1	0
1 062	754	124 490	72 302	8	1 328	2 220	279	8	6	22 550	10	2
43	51	710	352	2	899	123	0	0	0	0	3	0
501	342	44 294	40 865	1	276	463	89	6	3	18	2	0
964	856	88 803	70 781	3	733	1 817	575	5	65	4 860	5	0
292	471	86 275	80 074	1	300	1 681	366	12	8	980	3	1
722	958	65 960	27 331	1	870	3 928	265	10	0	0	31	1
361	240	4 185	2 787	1	157	795	5	4	0	0	4	0
1 318	1 843	56 895	48 612	12	2 643	2 551	45	29	1	10	12	0
318	462	9 818	8 052	0	0	1 535	15	3	0	0	0	0
470	522	51 388	42 549	1	80	510	213	5	3	173	2	0
345	241	31 555	19 921	1	258	376	53	1	0	0	1	0
55	44	418	382	0	0	152	7	0	0	0	0	0
119	49	2 475	877	0	0	270	40	0	0	0	0	0
214	149	4 997	4 651	0	0	269	47	0	0	0	0	0

学校名称	教学与科研人员（人）			研究与发展人员（人年）				科技经费（千元）					
	合计	其中：科学家与工程师		合计	其中：科学家与工程师		全时当量人员	合计	当年拨入				当年内部支出
		小计	其中：高级职称		小计	其中：高级职称			小计	政府资金	企事业单位委托（进入学校财务）	其他	
广西民族大学	325	319	121	177	172	121	141	15 075	15 075	11 147	628	3 300	17 042
百色学院	117	114	23	103	103	23	82	2 879	2 879	1 744	0	1 135	2 460
钦州学院	209	208	52	155	155	52	124	2 868	2 868	2 758	0	110	2 507
贺州学院	185	180	51	152	149	51	121	3 285	3 285	2 381	20	884	2 613
琼州学院	290	265	77	43	43	41	35	3 153	3 153	2 693	40	420	3 122
海南师范大学	361	361	246	132	132	123	105	34 899	33 491	24 213	4 695	4 583	34 837
海南医学院	1 432	1 389	298	128	128	87	102	30 618	30 618	26 212	0	4 406	30 084
海口经济学院	91	85	25	6	6	5	5	268	268	103	0	165	261
海南大学三亚学院	84	77	30	2	2	1	2	152	152	152	0	0	85
重庆邮电大学	1 090	1 074	433	624	621	433	499	194 772	194 772	144 687	15 373	34 712	199 463
重庆交通大学	894	881	409	405	403	349	324	201 598	182 080	99 231	78 069	4 780	182 137
重庆医科大学	4 676	4 334	1 187	1 566	1 537	1 003	1 253	160 377	160 377	119 404	1 057	39 916	144 770
重庆师范大学	752	742	305	247	247	219	197	49 638	49 015	31 721	8 904	8 390	47 588
重庆文理学院	298	284	93	92	88	70	73	9 972	9 972	3 718	875	5 379	9 628
重庆三峡学院	350	333	126	54	54	48	43	4 879	4 879	1 475	884	2 520	4 795
长江师范学院	220	212	83	21	21	17	17	9 874	9 865	5 996	351	3 518	8 926
西南政法大学	54	52	31	11	11	9	9	2 325	2 325	1 039	0	1 286	2 535
四川美术学院	32	32	24	16	16	16	13	8 953	8 953	427	8 286	240	7 449
重庆科技学院	829	796	251	165	159	134	132	54 845	54 845	14 301	35 500	5 044	46 828
重庆理工大学	748	738	355	161	159	141	128	58 505	58 505	20 251	23 691	14 563	42 053
重庆工商大学	901	864	362	158	158	158	127	42 347	34 667	14 400	17 919	2 348	8 427
西南石油大学	1 408	1 343	493	617	617	493	493	370 298	370 298	54 344	306 060	9 894	383 428
成都理工大学	929	924	392	499	499	392	399	323 469	323 469	186 387	127 600	9 482	277 340
西南科技大学	1 455	1 407	506	619	619	504	495	110 459	110 459	58 225	38 997	13 237	88 211
成都信息工程学院	500	500	227	231	231	194	185	72 709	72 709	8 571	55 333	8 805	66 055
四川理工学院	763	761	313	266	264	198	213	35 191	34 839	7 720	17 005	10 114	33 113
西华大学	749	729	333	301	301	252	241	41 191	41 191	11 264	25 477	4 450	35 147
中国民航飞行学院	1 842	1 669	144	240	240	144	192	8 600	8 600	2 352	1 698	4 550	9 085
西昌学院	328	311	132	90	73	68	72	11 446	11 386	2 326	8 560	500	3 926

续表

科技课题				科技成果及技术转让							成果授奖（项）	
课题总数(项)	当年投入人数（人）	当年拨入经费（千元）	当年支出经费（千元）	专著		学术论文（篇）		鉴定成果数（项）	技术转让		合计	其中：国家级奖
				数量（部）	字数（千字）	合计	其中：国外及全国性刊物发表		签订合同数（项）	当年实际收入（千元）		
158	119	5 938	3 927	1	234	381	141	0	0	0	0	0
67	69	654	332	0	0	114	1	0	0	0	0	0
80	103	2 182	1 304	0	0	117	2	0	0	0	0	0
52	108	1 560	1 087	0	0	133	0	0	0	0	0	0
117	29	2 567	2 039	0	0	170	42	3	0	0	1	0
415	88	18 665	12 988	11	4 737	333	78	0	0	0	2	0
239	86	9 733	7 342	13	1 596	564	62	26	0	0	11	0
19	4	68	21	1	500	51	0	0	0	0	0	0
16	3	113	44	0	0	37	7	0	0	0	0	0
539	476	168 926	141 244	12	2 089	1 150	435	2	61	14 804	10	2
440	421	178 511	159 193	16	5 188	1 368	100	30	72	41 800	17	1
1 608	1 096	109 462	73 209	16	1 929	3 589	511	11	2	40	12	0
230	169	25 720	17 531	0	0	814	279	0	2	600	6	0
165	76	6 781	3 599	0	0	371	63	0	0	0	1	0
56	40	1 879	1 314	0	0	345	133	0	0	0	0	0
80	15	5 165	1 435	1	191	396	42	0	0	0	1	0
16	7	976	469	0	0	69	0	0	0	0	0	0
34	20	8 337	7 209	0	0	23	6	0	0	0	0	0
262	124	50 787	48 752	0	0	583	175	0	0	0	4	0
403	232	49 891	35 791	0	0	767	78	0	12	2 475	15	1
263	171	38 959	23 437	3	960	645	117	0	131	13 984	3	0
2 366	432	366 410	382 969	6	2 128	1 664	25	8	9	720	10	0
997	341	281 517	225 616	6	264	1 179	125	8	56	6 987	9	2
904	425	92 733	66 696	4	1 532	1 688	510	9	21	7 496	10	0
373	154	61 976	59 869	4	1 013	622	207	0	0	0	0	0
593	199	32 800	31 232	0	0	942	154	7	124	15 350	0	0
533	201	35 662	35 973	0	0	1 291	104	14	0	0	3	0
100	160	7 158	3 267	0	0	362	45	8	0	0	3	0
41	60	10 629	8 383	1	57	162	19	3	0	0	0	0

学校名称	教学与科研人员（人）			研究与发展人员（人年）				科技经费（千元）					
	合计	其中：科学家与工程师		合计	其中：科学家与工程师		全时当量人员	合计	当年拨入				当年内部支出
		小计	其中：高级职称		小计	其中：高级职称			小计	政府资金	企事业单位委托（进入学校财务）	其他	
泸州医学院	3 428	3 170	737	1 074	1 008	676	859	31 821	31 821	22 071	0	9 750	23 108
成都中医药大学	811	774	239	414	396	239	332	42 841	42 841	39 121	1 710	2 010	40 675
川北医学院	1 246	1 192	309	524	520	309	418	13 612	13 612	8 078	0	5 534	13 620
四川师范大学	448	441	201	350	342	201	280	63 370	63 370	17 229	24 433	21 708	61 316
西华师范大学	477	460	198	288	287	198	231	29 159	29 159	8 037	7 762	13 360	28 032
绵阳师范学院	308	300	99	186	183	99	148	7 511	6 961	2 513	1 251	3 197	7 589
内江师范学院	294	289	99	110	110	99	88	5 470	5 470	2 582	278	2 610	5 179
宜宾学院	263	250	59	91	90	59	73	10 070	10 070	2 796	1 289	5 985	10 586
四川文理学院	108	108	23	50	50	23	40	1 250	1 250	1 213	0	37	980
乐山师范学院	318	299	123	141	141	123	113	5 633	5 558	1 473	373	3 712	5 490
西南民族大学	333	330	135	195	195	135	156	9 860	9 860	5 702	400	3 758	9 947
成都学院	509	446	185	351	348	185	281	27 129	27 129	15 207	9 422	2 500	28 765
攀枝花学院	541	540	192	13	13	12	10	8 295	8 295	5 025	1 370	1 900	8 585
四川民族学院	100	97	26	6	6	5	5	204	204	129	0	75	136
成都医学院	696	646	143	249	249	143	199	8 832	8 832	3 602	351	4 879	7 555
贵阳医学院	1 434	1 421	612	599	599	291	479	29 623	29 623	19 799	7 200	2 624	11 143
遵义医学院	1 730	1 693	663	915	915	663	732	30 386	30 386	26 631	583	3 172	19 586
贵阳中医学院	478	478	203	421	421	203	337	21 618	21 618	18 282	0	3 336	20 884
贵州师范大学	719	719	305	232	232	232	186	58 370	58 370	44 590	11 000	2 780	71 860
遵义师范学院	191	185	91	45	45	43	36	1 495	1 495	1 281	0	214	1 574
铜仁学院	151	151	45	38	38	38	31	709	709	343	70	296	667
兴义民族师范学院	200	193	59	42	40	38	33	644	644	549	0	95	436
安顺学院	155	155	42	30	30	30	24	1 228	1 228	578	640	10	1 703
毕节学院	232	231	73	81	81	71	65	4 045	4 045	2 086	1 842	117	3 532
凯里学院	139	135	42	20	20	16	16	486	486	413	0	73	677
黔南民族师范学院	172	166	85	20	20	19	16	517	517	423	0	94	367
贵州民族学院	195	193	88	47	47	44	37	2 872	2 872	2 847	0	25	2 695
贵阳学院	230	218	65	27	27	25	21	5 355	5 355	4 581	50	724	1 626
六盘水师范学院	207	191	54	53	53	41	42	1 392	1 072	1 016	0	56	1 303

续表

科技课题				科技成果及技术转让							成果授奖（项）	
课题总数（项）	当年投入人数（人）	当年拨入经费（千元）	当年支出经费（千元）	专著		学术论文（篇）		鉴定成果数（项）	技术转让		合计	其中：国家级奖
				数量（部）	字数（千字）	合计	其中：国外及全国性刊物发表		签订合同数（项）	当年实际收入（千元）		
729	741	15 095	7 737	3	380	1 258	74	16	0	0	5	0
300	307	33 650	20 162	6	286	1 110	226	6	52	6 100	5	0
360	351	8 765	6 894	0	0	1 130	62	4	0	0	0	0
492	237	41 797	36 606	0	0	383	75	2	1	200	1	0
307	194	16 020	10 389	4	839	705	240	0	0	0	1	0
161	124	5 861	4 236	0	0	291	8	0	1	3	0	0
106	73	1 706	1 106	2	560	361	26	0	0	0	0	0
392	61	4 361	4 247	0	0	260	44	0	0	0	0	0
44	34	847	533	0	0	198	2	0	0	0	0	0
187	94	2 495	2 562	0	0	261	34	0	0	0	0	0
192	130	7 148	6 144	1	50	529	148	2	0	0	2	0
193	234	16 339	7 514	4	207	418	63	0	0	0	1	0
37	10	6 280	1 444	0	0	411	0	0	0	0	0	0
17	4	160	92	0	0	87	3	0	0	0	0	0
242	166	5 910	3 699	1	35	436	31	0	0	0	0	0
392	399	23 648	15 534	0	0	635	39	19	0	0	10	0
855	610	22 635	14 787	0	0	893	14	16	0	0	8	0
744	288	17 449	17 884	5	435	620	18	6	2	24	6	0
541	155	55 277	72 445	2	440	648	63	4	0	0	4	0
98	30	1 070	1 359	0	0	120	17	0	0	0	0	0
84	26	479	437	1	242	113	22	0	0	0	0	0
24	28	445	237	0	0	126	1	0	0	0	0	0
42	20	1 084	1 619	1	120	71	7	0	0	0	0	0
60	54	3 591	3 078	0	0	239	0	3	0	0	2	0
29	14	389	580	0	0	130	0	0	0	0	0	0
47	13	424	274	0	0	156	8	0	0	0	1	0
65	31	2 631	2 454	0	0	115	36	0	0	0	1	0
93	18	4 694	1 465	0	0	187	0	2	0	0	2	0
56	35	1 074	985	0	0	93	0	0	0	0	0	0

学校名称	教学与科研人员（人）			研究与发展人员（人年）				科技经费（千元）					
	合计	其中：科学家与工程师		合计	其中：科学家与工程师		全时当量人员	合计	当年拨入				当年内部支出
		小计	其中：高级职称		小计	其中：高级职称			小计	政府资金	企事业单位委托（进入学校财务）	其他	
贵州师范学院	75	75	25	65	65	25	52	2 431	2 431	2 431	0	0	754
昆明理工大学	2 269	2 269	1 003	830	830	637	664	257 021	257 021	130 862	115 358	10 801	215 137
云南农业大学	933	882	419	304	286	275	243	70 406	70 406	43 156	27 234	16	73 206
西南林学院	679	661	253	134	129	120	107	45 944	45 944	21 045	24 809	90	22 218
昆明医学院	2 923	2 878	1 168	613	588	441	489	76 186	76 186	64 963	5 447	5 776	96 738
大理学院	578	550	203	268	244	170	214	17 509	17 509	15 275	1 343	891	15 037
云南中医学院	1 081	1 056	257	186	176	135	148	14 590	14 590	13 152	1 204	234	8 766
云南师范大学	579	572	280	254	253	208	203	68 305	68 305	33 830	6 439	28 036	64 583
曲靖师范学院	239	229	70	167	167	70	133	9 428	9 372	9 372	0	0	9 431
保山学院	144	140	52	3	3	3	3	155	155	19	0	136	190
红河学院	264	264	79	31	31	30	25	1 582	1 582	1 513	0	69	1 788
云南民族大学	196	196	58	98	98	58	78	5 727	5 727	3 595	20	2 112	5 582
玉溪师范学院	258	257	90	78	78	74	62	1 095	1 095	1 095	0	0	1 041
楚雄师范学院	198	198	82	57	57	48	46	3 013	3 013	1 805	0	1 208	2 769
云南警官学院	67	64	45	5	5	5	4	178	178	178	0	0	123
昆明学院	598	588	235	236	229	194	189	8 218	8 218	6 989	72	1 157	6 549
文山学院	175	171	52	70	70	43	56	1 081	1 081	929	30	122	722
西藏民族学院	185	185	37	63	63	37	50	13 604	13 604	12 804	0	800	4 170
西藏藏医学院	36	36	20	26	26	20	20	940	940	940	0	0	656
西安理工大学	1 231	1 159	500	632	627	500	505	269 293	219 293	78 123	131 960	9 210	230 438
西安工业大学	722	722	247	261	261	222	209	120 618	90 901	50 859	29 992	10 050	99 897
西安建筑科技大学	1 396	1 302	549	293	293	241	234	255 758	255 758	81 266	173 923	569	139 037
西安科技大学	1 405	1 231	383	377	373	365	302	155 396	134 754	53 783	80 118	853	139 852
西安石油大学	640	620	289	159	159	159	127	105 550	105 550	18 470	77 300	9 780	102 114
陕西科技大学	1 169	1 126	410	367	367	358	293	119 890	77 054	31 223	17 926	27 905	100 313
西安工程大学	904	823	414	479	470	386	383	80 087	80 087	20 103	58 484	1 500	72 085
陕西中医学院	1 236	1 156	332	299	297	217	239	31 541	31 529	31 408	0	121	26 311
陕西理工学院	612	612	211	345	345	211	276	32 998	30 283	17 340	6 686	6 257	32 939
宝鸡文理学院	355	336	88	18	18	18	14	4 697	4 697	2 485	100	2 112	6 432
咸阳师范学院	306	296	84	105	105	84	84	4 838	4 838	3 695	0	1 143	3 180
渭南师范学院	262	257	81	106	106	81	85	5 343	5 340	3 164	232	1 944	2 788

续表

科技课题				科技成果及技术转让							成果授奖（项）	
课题总数(项)	当年投入人数（人）	当年拨入经费（千元）	当年支出经费（千元）	专著		学术论文（篇）		鉴定成果数（项）	技术转让		合计	其中：国家级奖
				数量（部）	字数（千字）	合计	其中：国外及全国性刊物发表		签订合同数（项）	当年实际收入（千元）		
43	43	2 172	495	0	0	70	0	0	0	0	0	0
1 068	553	239 249	207 502	12	1 682	1 284	296	5	14	6 511	12	0
683	250	68 154	64 994	12	1 719	956	65	11	2	40	10	0
492	207	44 454	23 945	0	0	572	9	3	0	0	4	1
1 002	413	60 214	29 563	0	0	3 344	169	39	2	2 800	35	0
197	179	7 102	3 746	0	0	286	19	0	0	0	1	0
334	124	13 257	5 893	0	0	595	7	2	0	0	0	0
431	172	41 251	39 422	14	2 939	508	156	3	0	0	4	0
105	111	919	1 479	0	0	277	64	0	0	0	0	0
10	2	136	35	1	438	130	4	0	0	0	0	0
61	21	1 335	417	0	0	351	213	0	0	0	0	0
62	65	4 053	727	0	0	212	46	0	0	0	1	0
23	52	334	111	0	0	111	5	2	0	0	0	0
99	38	2 557	2 313	0	0	130	10	1	0	0	0	0
12	3	150	95	0	0	17	0	0	0	0	0	0
162	164	4 006	3 417	0	0	252	26	0	0	0	0	0
48	47	520	161	0	0	92	3	0	0	0	0	0
50	42	2 964	1 396	0	0	92	2	0	0	0	2	0
4	24	336	491	0	0	72	0	0	0	0	0	0
1 111	494	239 155	206 594	12	3 570	1 459	375	8	6	425	21	0
346	182	118 762	89 326	3	780	1 698	8	7	0	0	7	0
1 044	361	222 113	144 461	4	1 488	1 408	387	4	1	40	5	0
574	305	123 920	99 110	6	1 447	858	167	10	0	0	11	1
1 331	287	96 362	73 916	4	1 326	577	44	0	31	26 099	5	0
1 451	386	80 232	68 448	30	6 774	1 970	178	2	66	5 930	10	0
436	363	72 645	63 585	3	1 118	1 560	68	23	105	7 500	5	0
446	201	11 268	6 966	10	938	1 143	30	6	0	0	3	0
450	241	21 374	20 904	0	0	1 260	59	0	6	500	5	0
117	12	3 262	570	1	305	726	69	0	0	0	1	0
117	70	3 128	984	1	26	397	17	0	0	0	1	0
202	71	1 576	1 166	2	41	719	16	0	0	0	0	0

学校名称	教学与科研人员（人）			研究与发展人员（人年）				科技经费（千元）					
	合计	其中：科学家与工程师		合计	其中：科学家与工程师		全时当量人员	合计	当年拨入				当年内部支出
		小计	其中：高级职称		小计	其中：高级职称			小计	政府资金	企事业单位委托（进入学校财务）	其他	
西安文理学院	309	306	82	110	108	82	88	2 645	2 645	2 360	45	240	2 702
榆林学院	389	371	93	86	85	68	68	5 590	5 590	3 165	960	1 465	3 835
商洛学院	206	179	45	10	10	9	8	409	409	289	0	120	595
安康学院	197	196	72	89	89	72	71	3 872	3 872	3 088	40	744	3 974
西安财经学院	111	101	21	17	17	14	13	221	221	195	0	26	216
西安邮电学院	617	590	257	152	152	152	121	60 015	51 655	11 495	27 800	12 360	27 160
西安医学院	1 762	1 746	446	407	407	393	325	7 953	7 948	4 498	0	3 450	7 384
兰州理工大学	1 075	1 075	443	509	509	354	407	188 461	173 006	33 056	129 856	10 094	175 323
兰州交通大学	1 256	1 250	612	660	659	581	528	130 786	107 180	47 355	49 685	10 140	125 500
甘肃农业大学	689	689	293	282	282	211	226	49 588	49 588	39 700	9 888	0	47 511
甘肃中医学院	594	594	196	104	104	88	83	9 996	9 996	8 245	575	1 176	6 349
西北师范大学	473	473	279	159	159	141	127	47 665	47 665	33 495	10 490	3 680	39 849
兰州城市学院	224	224	93	21	21	15	17	1 869	1 869	1 149	0	720	1 722
陇东学院	288	275	102	103	103	88	82	3 261	3 261	2 526	165	570	2 048
天水师范学院	269	269	87	71	71	60	57	1 802	1 802	1 650	0	152	998
河西学院	275	275	95	40	40	35	32	4 265	4 265	3 766	140	359	1 145
西北民族大学	483	480	129	166	166	109	133	27 613	27 613	12 272	1 506	13 835	21 197
甘肃民族师范学院	118	118	36	5	5	4	4	253	253	225	0	28	171
青海师范大学	417	389	218	167	167	167	134	19 481	19 446	18 246	0	1 200	16 570
青海民族大学	246	224	117	30	30	30	24	16 514	16 514	16 314	0	200	16 713
宁夏医科大学	3 076	2 865	775	896	896	548	716	73 602	73 602	52 358	983	20 261	50 094
宁夏师范学院	153	153	52	4	4	4	3	821	821	787	0	34	820
北方民族大学	312	308	123	152	152	123	121	28 261	28 261	25 245	1 016	2 000	7 096
宁夏理工学院	125	125	17	0	0	0	0	21	21	21	0	0	11
塔里木大学	684	684	182	274	274	182	219	22 480	22 480	19 400	2 410	670	16 723
新疆农业大学	697	678	281	333	321	281	267	37 606	36 670	31 896	3 744	1 030	33 644
新疆医科大学	4 739	4 694	1 374	803	786	719	643	50 229	50 229	49 708	0	521	33 243
新疆师范大学	313	303	127	165	160	127	132	10 870	10 870	10 269	0	601	6 252
喀什师范学院	273	272	73	34	34	34	27	756	756	706	0	50	465
伊犁师范学院	309	305	92	65	65	62	52	2 054	2 054	1 946	0	108	1 947
昌吉学院	138	138	51	33	33	27	26	664	664	586	20	58	538

续表

科技课题				科技成果及技术转让							成果授奖(项)	
课题总数(项)	当年投入人数(人)	当年拨入经费(千元)	当年支出经费(千元)	专著		学术论文(篇)		鉴定成果数(项)	技术转让		合计	其中:国家级奖
				数量(部)	字数(千字)	合计	其中:国外及全国性刊物发表		签订合同数(项)	当年实际收入(千元)		
146	73	1 988	1 922	1	21	265	21	0	0	0	2	0
268	57	4 325	3 071	0	0	273	29	0	0	0	0	0
18	7	230	595	0	0	181	0	0	0	0	0	0
106	59	3 041	2 688	2	310	351	12	0	0	0	5	0
22	11	69	64	0	0	48	2	0	0	0	0	0
108	104	52 315	8 995	0	0	626	28	0	31	3 535	1	0
207	273	2 948	1 318	0	0	358	3	0	0	0	0	0
519	358	176 778	161 435	1	224	1 522	228	13	5	260	10	0
1 201	467	114 425	110 604	5	950	1 459	245	22	0	0	12	0
387	188	44 671	41 817	11	1 429	731	52	29	0	0	19	0
233	70	8 598	5 128	0	0	329	6	27	0	0	3	0
385	106	46 583	40 767	0	0	734	276	2	4	250	3	0
12	14	1 700	1 545	0	0	129	4	3	0	0	0	0
103	69	2 022	1 037	1	26	367	7	7	0	0	0	0
78	48	1 231	351	6	2 298	501	43	0	1	20	0	0
66	29	3 784	912	0	0	159	20	0	0	0	0	0
152	111	21 469	15 267	3	429	318	17	8	0	0	2	0
17	4	216	132	0	0	102	3	0	0	0	0	0
57	111	5 955	4 270	1	860	215	29	5	0	0	3	0
41	20	1 272	1 223	0	0	246	22	7	0	0	2	0
887	597	46 241	24 051	4	560	2 790	149	16	0	0	30	0
22	3	284	140	0	0	157	6	0	0	0	4	0
227	101	11 566	7 756	0	0	670	370	0	0	0	0	0
1	1	15	5	0	0	5	0	1	0	0	0	0
246	188	20 452	14 925	1	142	428	24	8	0	0	1	0
132	241	32 880	26 620	0	0	1 137	114	9	0	0	3	0
448	535	42 667	25 671	17	1 354	2 483	89	19	0	0	16	0
117	110	8 779	4 714	1	175	210	69	0	0	0	1	0
16	22	461	170	0	0	165	1	0	0	0	0	0
51	44	1 532	965	0	0	180	7	0	0	0	0	0
27	22	404	278	0	0	105	5	0	0	0	0	0

表 57 部分高等专科

学校名称	教学与科研人员（人）			研究与发展人员（人年）				科技经费（千元）					
	合计	其中：科学家与工程师		合计	其中：科学家与工程师		全时当量人员	合计	当年拨入				当年内部支出
		小计	其中：高级职称		小计	其中：高级职称			小计	政府资金	企事业单位委托（进入学校财务）	其他	
北京工业职业技术学院	407	400	140	38	38	36	30	7 524	7 524	4 972	837	1 715	7 159
北京信息职业技术学院	549	473	120	27	27	23	22	772	772	164	336	272	574
北京电子科技职业学院	338	334	146	93	93	88	75	5 437	5 437	3 362	815	1 260	17 562
北京交通职业技术学院	48	48	9	0	0	0	0	48	48	38	0	10	48
北京农业职业学院	354	350	121	48	48	44	38	1 340	1 340	1 057	0	283	846
天津职业大学	298	290	115	298	290	115	247	5 664	5 664	3 590	1 974	100	6 098
河北工程技术高等专科学校	258	256	100	5	5	5	4	214	214	50	0	164	273
承德民族师范高等专科学校	145	144	65	21	21	21	17	910	910	841	0	69	280
沧州师范专科学校	203	201	112	0	0	0	0	0	0	0	0	0	0
河北工业职业技术学院	202	190	85	21	21	21	17	1 009	249	149	0	100	526
承德石油高等专科学校	383	365	131	20	20	16	16	3 744	3 744	623	2 821	300	4 051
邢台职业技术学院	479	479	111	15	15	14	12	702	702	455	0	247	680
河北石油职业技术学院	203	202	81	18	18	15	14	1 334	1 334	204	630	500	643
石家庄铁路职业技术学院	198	198	94	54	54	54	43	495	495	410	0	85	638
石家庄邮电职业技术学院	452	445	170	57	57	57	46	3 454	1 374	456	0	918	2 838
太原电力高等专科学校	389	389	113	84	84	54	67	2 677	2 677	880	1 757	40	2 268
包头职业技术学院	346	312	106	35	35	27	28	1 997	1 997	227	1 390	380	1 997
辽宁农业职业技术学院	314	310	123	86	86	77	68	2 453	2 453	2 303	0	150	3 543
辽阳职业技术学院	101	101	44	30	30	25	24	400	400	240	0	160	400
辽宁交通高等专科学校	315	315	127	35	35	33	28	1 136	1 136	586	170	380	714
辽宁职业学院	271	250	112	5	5	4	4	25	25	25	0	0	56
辽宁林业职业技术学院	127	127	75	2	2	2	1	12	12	12	0	0	42
辽宁信息职业技术学院	88	88	56	15	15	14	12	1 203	1 023	543	0	480	1 213
辽宁机电职业技术学院	328	315	95	81	81	78	64	716	716	578	138	0	772
辽宁装备制造职业技术学院	118	118	26	17	17	17	13	362	362	222	0	140	315
辽宁建筑职业技术学院	165	165	58	30	30	27	24	1 264	1 264	1 199	0	65	1 033
辽源职业技术学院	212	194	65	23	23	23	18	2 810	2 810	117	0	2 693	2 810
四平职业大学	141	135	64	2	2	2	2	35	35	35	0	0	27
长春汽车工业高等专科学校	215	215	105	113	113	105	90	4 385	4 385	675	3 710	0	3 690
长春医学高等专科学校	362	359	131	114	114	98	91	1 000	1 000	789	0	211	1 000
吉林交通职业技术学院	206	197	79	20	20	19	16	785	785	357	0	428	736

院校科技活动概况

科技课题				科技成果及技术转让							成果授奖(项)	
				专著		学术论文（篇）			技术转让			
课题总数（项）	当年投入人数（人）	当年拨入经费（千元）	当年支出经费（千元）	数量（部）	字数（千字）	合计	其中：国外及全国性刊物发表	鉴定成果数（项）	签订合同数（项）	当年实际收入（千元）	合计	其中：国家级奖
125	45	3 199	3 023	0	0	48	0	0	0	0	2	0
27	18	447	338	1	120	110	11	0	0	0	0	0
251	63	2 455	2 065	0	0	174	5	0	0	0	0	0
9	6	10	10	0	0	7	0	0	0	0	0	0
23	35	1 003	513	0	0	89	0	0	0	0	0	0
121	206	2 227	2 661	0	0	73	0	16	0	0	0	0
17	4	32	43	0	0	85	0	0	0	0	0	0
17	14	769	99	0	0	49	1	1	0	0	0	0
0	0	0	0	0	0	166	5	0	0	0	0	0
3	14	774	326	0	0	24	0	0	0	0	0	0
30	17	3 271	2 794	0	0	95	0	8	0	0	0	0
12	10	612	612	0	0	465	20	0	0	0	0	0
2	12	630	640	0	0	70	0	0	0	0	0	0
12	36	110	60	0	0	48	0	4	0	0	0	0
10	38	2 080	984	1	465	25	2	9	0	0	4	0
54	56	2 167	1 685	0	0	52	0	0	0	0	0	0
11	24	1 800	1 800	0	0	239	0	0	0	0	0	0
20	57	1 790	1 594	2	320	129	0	2	1	190	0	0
8	20	160	160	0	0	53	0	0	0	0	0	0
14	23	570	897	0	0	35	0	0	0	0	2	0
6	3	0	31	0	0	40	0	0	0	0	0	0
3	1	0	30	0	0	78	0	0	0	0	2	0
5	27	860	840	0	0	78	0	2	0	0	0	0
37	57	138	161	0	0	89	0	0	0	0	0	0
3	11	50	50	0	0	0	0	0	0	0	0	0
17	23	165	105	0	0	47	0	2	0	0	0	0
5	15	10	10	0	0	16	0	0	0	0	0	0
1	2	20	12	0	0	8	0	0	0	0	0	0
13	75	3 710	3 580	0	0	0	0	0	0	0	0	0
35	76	104	104	0	0	115	0	10	0	0	2	0
52	13	668	89	0	0	92	0	0	0	0	0	0

学校名称	教学与科研人员（人）			研究与发展人员（人年）				科技经费（千元）					
	合计	其中：科学家与工程师		合计	其中：科学家与工程师		全时当量人员	合计	当年拨入				当年内部支出
		小计	其中：高级职称		小计	其中：高级职称			小计	政府资金	企事业单位委托（进入学校财务）	其他	
吉林电子信息职业技术学院	185	175	45	27	27	23	22	237	237	237	0	0	226
吉林工业职业技术学院	143	139	47	18	18	13	14	126	126	126	0	0	131
吉林农业工程职业技术学院	171	171	75	36	36	24	29	144	144	144	0	0	140
白城医学高等专科学校	287	281	87	0	0	0	0	0	0	0	0	0	0
齐齐哈尔高等师范专科学校	59	59	27	15	15	12	12	112	112	107	0	5	105
伊春职业学院	60	54	23	0	0	0	0	20	20	0	0	20	17
牡丹江大学	218	218	90	0	0	0	0	0	0	0	0	0	0
鸡西大学	172	168	80	23	23	17	18	432	432	432	0	0	819
黑龙江工商职业技术学院	122	121	38	20	20	15	16	286	286	274	0	12	220
大庆职业学院	230	230	118	75	75	69	60	2 673	2 673	2 069	288	316	2 672
黑龙江林业职业技术学院	186	180	98	16	16	14	13	154	154	154	0	0	153
黑龙江农业职业技术学院	165	164	63	35	35	33	28	624	624	234	0	390	624
齐齐哈尔职业学院	238	217	44	17	17	11	14	925	925	165	0	760	889
哈尔滨电力职业技术学院	150	150	99	5	5	5	4	28	28	25	0	3	28
大兴安岭职业学院	140	140	62	14	14	14	11	112	112	112	0	0	112
黑龙江生态工程职业学院	178	165	62	77	77	62	61	932	932	932	0	0	932
七台河职业学院	63	63	27	8	8	8	6	74	30	30	0	0	70
黑龙江民族职业学院	42	42	14	0	0	0	0	0	0	0	0	0	0
大庆医学高等专科学校	119	119	45	18	18	18	14	840	840	180	660	0	840
徐州建筑职业技术学院	404	382	138	30	30	26	24	4 191	4 191	1 566	2 168	457	4 087
南京工业职业技术学院	336	330	117	70	70	57	56	2 960	2 960	1 271	551	1 138	2 943
南通纺织职业技术学院	256	256	99	116	116	99	92	12 040	12 040	3 714	3 025	5 301	9 743
苏州市职业大学	315	314	98	74	74	66	59	4 559	4 559	2 067	742	1 750	5 152
江苏经贸职业技术学院	69	69	19	7	7	7	6	892	892	182	630	80	892
苏州经贸职业技术学院	159	153	42	24	24	18	19	1 558	1 558	1 334	151	73	1 403
南通航运职业技术学院	327	308	96	29	29	28	23	11 012	11 012	5 078	600	5 334	11 089
淮安信息职业技术学院	312	311	76	63	63	50	50	7 900	7 900	7 755	145	0	10 556
江苏畜牧兽医职业技术学院	298	291	110	36	36	30	28	16 278	16 278	6 622	656	9 000	15 455
苏州农业职业技术学院	232	226	74	27	26	21	21	37 990	37 990	24 662	9 105	4 223	32 172
苏州工业园区职业技术学院	193	172	48	16	15	13	13	2 977	2 977	2 198	258	521	2 235
南京化工职业技术学院	395	392	109	61	61	48	49	4 584	4 584	1 958	1 626	1 000	4 050

续表

科技课题				科技成果及技术转让							成果授奖(项)	
				专著		学术论文（篇）		鉴定成果数（项）	技术转让		合计	其中：国家级奖
课题总数（项）	当年投入人数（人）	当年拨入经费（千元）	当年支出经费（千元）	数量（部）	字数（千字）	合计	其中：国外及全国性刊物发表		签订合同数（项）	当年实际收入（千元）		
9	18	32	16	0	0	32	0	0	0	0	0	0
6	12	18	12	0	0	23	0	0	0	0	0	0
4	24	0	20	0	0	95	0	1	0	0	0	0
0	0	0	0	0	0	99	0	0	0	0	0	0
9	10	17	10	1	70	47	0	0	0	0	0	0
0	0	0	0	0	0	16	0	0	0	0	0	0
0	0	0	0	0	0	0	0	0	0	0	0	0
3	15	180	20	3	490	8	0	0	0	0	5	0
6	13	12	6	0	0	22	0	0	0	0	0	0
11	60	1 234	1 234	0	0	12	1	0	0	0	0	0
8	11	16	15	0	0	18	0	0	0	0	0	0
14	23	280	259	0	0	5	0	0	0	0	0	0
18	12	218	215	0	0	26	0	0	0	0	0	0
1	3	7	7	0	0	0	0	0	0	0	0	0
2	9	4	4	0	0	36	0	0	0	0	0	0
18	51	106	106	0	0	55	0	0	0	0	0	0
1	5	44	44	0	0	0	0	0	0	0	0	0
0	0	0	0	0	0	16	0	0	0	0	0	0
3	12	660	660	0	0	0	0	0	0	0	0	0
102	29	3 362	2 842	1	400	233	15	0	8	400	2	0
109	47	1 598	1 040	0	0	226	18	0	1	100	1	0
97	82	5 554	4 549	0	0	412	6	2	2	717	1	0
105	51	3 573	2 156	0	0	256	77	0	0	0	1	0
7	9	790	555	0	0	70	4	0	0	0	0	0
35	25	558	193	0	0	116	0	14	4	36	0	0
46	30	7 314	7 305	0	0	113	0	0	0	0	0	0
80	62	3 115	2 489	0	0	136	3	0	0	0	0	0
80	40	7 614	7 119	0	0	305	0	0	0	0	2	0
118	38	32 756	27 675	0	0	128	10	2	0	0	2	0
43	18	2 284	1 304	0	0	39	0	0	0	0	0	0
106	58	3 774	3 204	0	0	295	12	0	0	0	0	0

学校名称	教学与科研人员（人）			研究与发展人员（人年）				科技经费（千元）					
	合计	其中：科学家与工程师		合计	其中：科学家与工程师		全时当量人员	合计	当年拨入				当年内部支出
		小计	其中：高级职称		小计	其中：高级职称			小计	政府资金	企事业单位委托（进入学校财务）	其他	
常州轻工职业技术学院	378	351	101	20	20	14	16	8 671	8 671	7 284	1 387	0	9 242
常州工程职业技术学院	331	315	90	6	6	5	5	47 810	47 810	1 437	46 136	237	46 560
江苏农林职业技术学院	262	256	79	56	56	48	44	17 273	17 273	15 727	48	1 498	8 980
徐州工业职业技术学院	313	296	94	28	28	21	22	1 458	1 458	854	362	242	1 513
南京信息职业技术学院	575	550	130	2	2	2	1	7 843	7 843	4 223	3 620	0	6 266
常州机电职业技术学院	386	374	126	54	54	37	43	10 798	10 798	1 053	8 910	835	7 120
无锡工艺职业技术学院	167	158	38	12	12	10	10	3 716	3 716	572	2 354	790	3 978
盐城纺织职业技术学院	195	190	74	39	39	30	32	6 060	6 060	2 065	3 865	130	6 060
公安海警高等专科学校	306	287	80	11	11	11	8	1 660	1 660	1 514	0	146	978
浙江水利水电专科学校	260	250	73	39	39	23	31	20 507	20 507	2 533	17 572	402	17 539
安徽职业技术学院	199	199	86	16	16	14	13	2 274	2 274	1 193	0	1 081	2 100
芜湖职业技术学院	375	336	88	57	57	47	46	1 158	1 138	1 064	0	74	1 040
淮南联合大学	181	181	46	24	24	17	19	2 410	2 410	2 125	0	285	2 410
安徽水利水电职业技术学院	312	302	96	20	20	18	16	1 167	1 167	247	0	920	1 151
阜阳职业技术学院	160	145	33	117	116	33	94	1 496	1 496	1 476	0	20	1 496
铜陵职业技术学院	124	122	18	0	0	0	0	4 000	4 000	700	0	3 300	1 800
民办万博科技职业学院	34	34	6	0	0	0	0	0	0	0	0	0	0
合肥通用职业技术学院	78	65	15	51	50	15	41	4 657	4 657	4 622	0	35	657
民办安徽文达信息技术职业学院	109	109	25	4	4	4	3	80	80	75	0	5	69
安徽工贸职业技术学院	101	90	12	6	6	6	5	1 274	1 274	48	0	1 226	1 246
宿州职业技术学院	107	107	36	8	8	8	6	6 290	6 290	6 050	0	240	5 875
安徽电子信息职业技术学院	171	165	41	14	14	11	11	1 360	1 360	1 294	0	66	1 366
安徽交通职业技术学院	238	233	57	52	47	31	42	1 748	328	328	0	0	1 241
安徽中医药高等专科学校	350	327	75	16	16	14	13	532	532	437	0	95	488
安徽医学高等专科学校	239	237	57	26	26	19	20	323	323	323	0	0	323
亳州师范高等专科学校	61	61	9	10	10	6	8	162	162	132	0	30	190
巢湖职业技术学院	219	216	54	21	20	16	16	613	613	573	0	40	577
滁州职业技术学院	219	212	36	11	11	5	8	480	480	424	0	56	505
宣城职业技术学院	37	35	10	0	0	0	0	95	95	95	0	0	95
安徽广播影视职业技术学院	91	61	14	5	5	3	4	702	702	419	0	283	718
民办安徽明星科技职业学院	71	71	0	0	0	0	0	0	0	0	0	0	0

续表

科技课题				科技成果及技术转让							成果授奖(项)	
				专著		学术论文（篇）			技术转让			
课题总数（项）	当年投入人数（人）	当年拨入经费（千元）	当年支出经费（千元）	数量（部）	字数（千字）	合计	其中：国外及全国性刊物发表	鉴定成果数（项）	签订合同数（项）	当年实际收入（千元）	合计	其中：国家级奖
68	19	4 318	1 572	0	0	141	1	0	0	0	2	0
134	60	46 613	34 983	0	0	130	0	0	0	0	0	0
98	37	14 546	8 103	0	0	285	1	0	0	0	0	0
98	26	1 224	1 299	0	0	159	0	0	0	0	0	0
76	61	4 450	2 495	0	0	510	0	0	0	0	0	0
106	58	10 267	7 120	0	0	92	0	0	1	16	0	0
65	30	3 144	3 144	0	0	272	0	0	0	0	0	0
32	37	5 125	3 150	0	0	301	14	0	2	100	0	0
13	7	1 430	670	0	0	208	0	0	0	0	0	0
156	95	19 250	17 539	0	0	175	53	0	0	0	0	0
31	11	84	302	0	0	61	2	0	0	0	0	0
87	38	170	249	0	0	50	1	0	0	0	0	0
39	16	296	304	0	0	78	0	0	0	0	0	0
20	13	87	83	0	0	79	3	0	0	0	0	0
11	78	88	47	0	0	34	0	0	0	0	0	0
0	0	0	0	0	0	31	0	0	0	0	0	0
0	0	0	0	0	0	0	0	0	0	0	0	0
5	34	4 045	25	0	0	1	0	0	0	0	0	0
7	3	37	26	0	0	4	2	0	0	0	0	0
4	4	0	13	0	0	24	0	0	0	0	0	0
5	5	15	15	0	0	84	0	0	0	0	2	0
19	9	25	20	0	0	53	0	0	0	0	0	0
26	37	1 498	747	0	0	50	0	0	0	0	3	0
83	11	182	105	0	0	75	0	0	0	0	0	0
22	17	119	119	0	0	89	0	0	0	0	0	0
13	7	43	32	0	0	23	1	0	0	0	0	0
18	14	186	173	0	0	15	0	0	0	0	1	0
7	7	29	18	0	0	56	0	0	0	0	0	0
0	0	0	0	0	0	0	0	0	0	0	0	0
6	3	21	13	0	0	17	0	0	0	0	0	0
0	0	0	0	0	0	0	0	0	0	0	0	0

学校名称	教学与科研人员（人）			研究与发展人员（人年）				科技经费（千元）					
	合计	其中：科学家与工程师		合计	其中：科学家与工程师		全时当量人员	合计	当年拨入				当年内部支出
		小计	其中：高级职称		小计	其中：高级职称			小计	政府资金	企事业单位委托（进入学校财务）	其他	
民办安徽外国语职业技术学院	81	61	1	23	23	1	18	448	448	448	0	0	288
安徽电气工程职业技术学院	203	176	69	26	26	26	20	653	653	453	0	200	652
安徽冶金科技职业学院	144	142	44	29	27	27	23	1 842	342	342	0	0	1 842
安徽机电职业技术学院	205	178	32	122	108	32	97	4 668	4 528	2 806	60	1 662	3 585
安徽工商职业学院	47	47	5	0	0	0	0	10	10	6	0	4	10
亳州职业技术学院	90	90	4	3	3	3	2	31	31	29	0	2	29
安徽国防科技职业学院	193	193	44	33	33	29	26	486	486	350	0	136	486
安庆职业技术学院	98	94	21	15	15	14	12	2 494	2 494	2 228	0	266	2 158
马鞍山师范高等专科学校	60	60	12	53	53	12	42	752	752	692	0	60	752
安徽林业职业技术学院	51	51	21	0	0	0	0	29 786	29 786	26 982	0	2 804	20 174
安徽新闻出版职业技术学院	49	49	5	3	3	3	3	89	89	44	0	45	85
安徽邮电职业技术学院	53	50	10	8	8	8	7	520	520	300	0	220	520
安徽工业职业技术学院	109	108	27	84	84	27	67	1 338	1 338	1 268	0	70	1 338
芜湖信息技术职业学院	93	93	24	48	48	24	38	650	650	642	0	8	640
安庆医药高等专科学校	125	125	24	63	63	24	50	1 980	1 980	1 445	0	535	2 111
马鞍山职业技术学院	46	46	12	39	39	12	31	674	674	432	0	242	674
桐城师范高等专科学校	44	44	14	9	9	9	7	61	61	59	0	2	61
宁德师范专科学校	202	190	45	31	31	31	25	963	963	815	0	148	486
福建交通职业技术学院	236	233	67	104	104	67	83	1 737	1 737	947	590	200	1 620
福建信息职业技术学院	277	277	78	18	18	16	14	1 280	1 280	1 099	0	181	2 582
景德镇高等专科学校	162	161	59	5	5	4	4	610	610	184	0	426	585
萍乡高等专科学校	182	172	65	52	52	35	42	951	951	398	3	550	951
江西中医药高等专科学校	235	203	62	19	18	12	15	1 120	1 120	500	0	620	917
山东医学高等专科学校	347	338	142	156	155	142	125	1 431	1 431	936	0	495	1 085
菏泽医学专科学校	213	209	50	40	40	35	32	561	561	539	0	22	521
聊城职业技术学院	191	188	57	131	131	57	104	1 520	1 512	1 173	9	330	1 440
郑州牧业工程专科	345	337	119	29	29	25	23	2 549	2 549	2 549	0	0	3 263
中州大学	191	191	62	15	15	12	12	460	460	275	0	185	721
信阳农业专科学校	321	319	84	5	5	5	4	1 132	1 132	1 073	0	59	913
河南机电专科学校	277	275	93	38	38	27	30	1 130	1 130	433	220	477	835
焦作大学	226	226	83	19	19	17	15	780	780	610	170	0	515

续表

科技课题				科技成果及技术转让							成果授奖(项)	
				专著		学术论文（篇）			技术转让			
课题总数（项）	当年投入人数（人）	当年拨入经费（千元）	当年支出经费（千元）	数量（部）	字数（千字）	合计	其中：国外及全国性刊物发表	鉴定成果数（项）	签订合同数（项）	当年实际收入（千元）	合计	其中：国家级奖
5	15	250	90	0	0	0	0	0	0	0	0	0
8	17	34	34	0	0	35	0	6	0	0	0	0
7	19	1 500	1 500	0	0	1	0	0	0	0	1	0
63	92	476	402	0	0	55	52	0	0	0	0	0
0	0	0	0	0	0	7	0	0	0	0	0	0
1	2	5	5	0	0	17	0	0	0	0	0	0
49	22	220	220	0	0	113	3	0	0	0	0	0
3	10	10	4	1	150	0	0	0	0	0	0	0
27	35	108	108	0	0	57	1	0	0	0	0	0
0	0	0	0	0	0	0	0	0	0	0	0	0
9	2	30	29	0	0	57	0	0	0	0	0	0
2	6	17	17	0	0	10	0	0	0	0	0	0
34	56	490	490	0	0	20	0	0	0	0	0	0
16	32	258	91	0	0	31	0	0	0	0	0	0
21	55	65	47	0	0	0	0	0	0	0	0	0
5	26	42	42	0	0	16	0	0	0	0	0	0
3	6	5	5	0	0	34	0	0	0	0	0	0
159	21	695	223	0	0	167	8	2	0	0	0	0
89	69	1 010	583	0	0	354	4	0	0	0	0	0
42	12	401	1 673	0	0	51	1	0	0	0	0	0
7	4	140	140	0	0	0	0	0	0	0	1	0
63	38	165	165	0	0	80	4	0	0	0	0	0
55	13	451	154	0	0	56	1	1	0	0	0	0
18	104	495	149	13	1 143	162	18	30	0	0	0	0
50	27	231	181	0	0	112	0	2	0	0	1	0
22	87	515	67	0	0	55	0	4	0	0	0	0
38	22	2 340	3 054	0	0	160	8	11	0	0	3	0
16	10	370	638	0	0	73	0	5	0	0	0	0
28	23	859	639	0	0	230	0	3	0	0	0	0
15	25	815	520	0	0	258	62	18	0	0	0	0
8	13	630	365	0	0	64	0	8	0	0	0	0

学校名称	教学与科研人员（人）			研究与发展人员（人年）				科技经费（千元）					
	合计	其中：科学家与工程师		合计	其中：科学家与工程师		全时当量人员	合计	当年拨入				当年内部支出
		小计	其中：高级职称		小计	其中：高级职称			小计	政府资金	企事业单位委托（进入学校财务）	其他	
河南公安高等专科学校	24	24	9	2	2	1	1	26	26	26	0	0	26
郑州电力高等专科学校	244	214	82	9	9	8	7	620	620	91	449	80	631
郑州师范高等专科学校	119	119	76	15	15	14	12	313	313	313	0	0	483
焦作师范高等专科学校	172	172	74	15	15	14	12	302	302	90	150	62	207
漯河医学高等专科学校	523	473	102	13	13	8	10	154	154	104	0	50	205
南阳医学高等专科学校	408	408	108	18	18	13	14	297	297	214	0	83	237
商丘医学高等专科学校	349	340	68	25	25	19	20	600	600	178	0	422	569
郧阳师范专科学校	173	167	35	59	59	35	47	860	860	480	0	380	414
武汉职业技术学院	271	268	120	84	84	74	67	1 866	1 866	738	278	850	2 063
黄冈职业技术学院	265	265	77	59	59	47	48	2 224	2 224	470	1 650	104	2 234
沙市职业大学	158	157	56	3	3	2	2	395	395	197	0	198	411
十堰职业技术学院	294	291	107	12	12	8	10	234	234	96	0	138	220
鄂州职业大学	294	294	150	32	32	29	26	396	396	350	0	46	372
湖北职业技术学院	373	350	144	47	47	41	37	806	806	241	0	565	727
武汉船舶职业技术学院	363	357	142	10	10	8	8	375	375	321	0	54	442
恩施职业技术学院	213	213	48	26	26	24	20	273	273	223	50	0	268
襄樊职业技术学院	342	340	103	31	31	21	25	1 736	1 736	636	0	1 100	1 436
武汉工程职业技术学院	367	348	111	6	6	6	5	637	637	506	51	80	562
仙桃职业学院	386	344	68	18	18	17	14	190	190	160	0	30	182
湖北交通职业技术学院	201	197	76	12	12	11	10	958	958	180	658	120	1 299
湖北中医药高等专科学校	317	276	96	7	7	6	6	194	194	179	0	15	193
武汉航海职业技术学院	273	273	26	4	4	4	3	130	130	30	0	100	130
武汉铁路职业技术学院	197	197	45	123	123	45	98	2 196	2 196	1 634	164	398	1 976
湖北三峡职业技术学院	350	346	134	9	9	7	8	704	704	562	112	30	736
武汉电力职业技术学院	291	288	118	70	70	66	56	7 289	7 289	6 230	980	79	7 175
湖北水利水电职业技术学院	270	264	83	8	8	7	7	836	836	576	0	260	641
武汉交通职业学院	320	280	83	18	18	12	14	3 477	3 477	2 574	803	100	3 469
湖北生态工程职业技术学院	87	86	28	0	0	0	0	1 263	1 263	1 263	0	0	803
长沙民政职业技术学院	135	135	42	22	22	19	17	838	790	710	0	80	698
湖南信息职业技术学院	213	186	69	18	18	14	14	1 400	1 400	918	0	482	1 569
长沙航空职业技术学院	286	263	93	16	16	16	13	3 174	2 713	2 556	72	85	3 027

续表

科技课题				科技成果及技术转让							成果授奖(项)	
课题总数（项）	当年投入人数（人）	当年拨入经费（千元）	当年支出经费（千元）	专著		学术论文（篇）		鉴定成果数（项）	技术转让		合计	其中：国家级奖
				数量（部）	字数（千字）	合计	其中：国外及全国性刊物发表		签订合同数（项）	当年实际收入（千元）		
1	1	15	15	0	0	12	0	0	0	0	0	0
10	6	529	501	0	0	60	0	0	0	0	0	0
21	10	225	395	1	510	97	0	0	0	0	0	0
21	10	212	117	0	0	78	10	0	0	0	0	0
8	9	50	101	0	0	419	0	0	0	0	0	0
19	12	171	111	0	0	389	1	24	0	0	0	0
54	17	422	391	0	0	145	0	0	0	0	0	0
29	40	177	110	0	0	117	1	0	0	0	0	0
48	73	1 178	452	0	0	321	0	0	0	0	0	0
17	40	1 766	1 368	0	0	396	3	0	0	0	6	0
5	2	198	185	0	0	53	1	0	0	0	0	0
33	8	138	124	0	0	198	0	0	0	0	0	0
14	22	164	140	0	0	83	2	0	0	0	0	0
12	31	565	401	0	0	312	0	0	0	0	0	0
12	7	54	29	0	0	325	7	0	0	0	0	0
8	17	70	55	0	0	136	0	0	0	0	0	0
14	21	1 490	1 190	0	0	275	0	0	0	0	0	0
13	5	530	435	0	0	46	0	4	0	0	0	0
10	12	30	23	0	0	51	0	0	0	0	0	0
8	22	778	453	1	245	75	2	0	0	0	0	0
8	5	54	44	0	0	106	0	0	0	0	0	0
1	3	100	100	0	0	35	0	0	0	0	0	0
82	82	1 065	1 065	0	0	138	1	0	0	0	5	0
16	8	564	309	0	0	44	6	0	0	0	0	0
22	47	1 059	945	0	0	20	0	0	0	0	0	0
11	8	200	200	0	0	198	3	2	0	0	3	0
55	12	932	879	0	0	181	13	0	0	0	0	0
3	4	1 063	572	0	0	13	0	0	0	0	0	0
36	14	492	218	0	0	133	0	0	0	0	0	0
16	13	795	190	0	0	185	4	0	0	0	0	0
41	11	3 027	3 027	1	138	103	3	0	0	0	0	0

学校名称	教学与科研人员（人）合计	其中：科学家与工程师 小计	其中：科学家与工程师 其中：高级职称	研究与发展人员（人年）合计	其中：科学家与工程师 小计	其中：科学家与工程师 其中：高级职称	全时当量人员	科技经费（千元）合计	当年拨入 小计	当年拨入 政府资金	当年拨入 企事业单位委托（进入学校财务）	当年拨入 其他	当年内部支出
怀化医学高等专科学校	362	362	133	10	10	10	8	747	747	299	0	448	981
湖南铁道职业技术学院	122	122	56	8	8	8	6	1 018	1 018	103	215	700	998
湖南科技职业学院	194	194	55	42	42	33	34	1 602	1 602	385	0	1 217	1 600
湖南生物机电职业技术学院	234	207	92	42	35	31	34	4 447	4 447	4 081	0	366	835
湖南交通职业技术学院	251	251	82	3	3	3	3	881	881	41	835	5	680
湖南商务职业技术学院	86	86	35	2	2	2	2	128	128	18	0	110	131
湖南工程职业技术学院	199	199	54	34	34	34	27	1 393	1 393	318	0	1 075	1 359
湖南网络工程职业学院	97	96	41	2	2	2	2	3 230	3 230	3 034	0	196	382
湖南环境生物职业技术学院	406	406	140	6	6	5	4	631	631	551	0	80	352
长沙通信职业技术学院	112	112	35	23	23	17	18	367	357	282	0	75	367
湘潭职业技术学院	211	207	68	15	15	13	12	384	384	216	0	168	314
郴州职业技术学院	182	167	77	4	4	4	3	3 217	3 217	2 230	10	977	1 014
娄底职业技术学院	138	138	74	7	7	7	6	1 240	1 240	315	0	925	1 288
张家界航空工业职业技术学院	133	122	33	6	6	6	5	178	178	85	0	93	137
长沙环境保护职业技术学院	343	322	92	92	92	61	74	22 579	9 982	4 604	0	5 378	12 388
湖南机电职业技术学院	251	215	59	58	58	53	47	1 378	1 378	538	0	840	1 358
岳阳职业技术学院	338	338	135	8	8	8	6	835	755	465	0	290	743
常德职业技术学院	290	290	133	13	13	11	10	1 550	1 550	921	0	629	330
湖南化工职业技术学院	223	223	102	5	5	5	4	1 255	1 255	283	0	972	1 255
湖南城建职业技术学院	166	155	80	40	28	21	32	6 359	2 544	1 178	211	1 155	6 417
湖南石油化工职业技术学院	169	144	18	1	1	1	1	34	34	24	0	10	40
湖南中医药高等专科学校	253	231	75	8	8	7	6	1 180	1 180	796	0	384	1 120
邵阳医学高等专科学校	267	263	99	30	30	30	24	899	899	591	0	308	924
衡阳财经工业职业技术学院	146	131	35	2	1	1	1	580	580	79	0	501	541
湖南信息科学职业学院	183	183	39	19	19	18	15	214	214	188	0	26	220
湖南理工职业技术学院	91	91	18	5	5	4	4	115	115	70	0	45	117
湖南科技经贸职业学院	12	12	4	8	8	4	7	355	355	155	0	200	218
株洲职业技术学院	157	156	51	11	11	11	9	243	243	209	10	24	243
长沙电力职业技术学院	169	164	65	9	9	7	7	1 175	1 055	435	380	240	990
湖南水利水电职业技术学院	219	200	48	13	13	12	11	421	421	171	0	250	790
湖南现代物流职业技术学院	166	165	43	12	12	12	10	863	863	619	69	175	413

续表

科技课题				科技成果及技术转让							成果授奖(项)	
				专著		学术论文（篇）			技术转让			
课题总数（项）	当年投入人数（人）	当年拨入经费（千元）	当年支出经费（千元）	数量（部）	字数（千字）	合计	其中：国外及全国性刊物发表	鉴定成果数（项）	签订合同数（项）	当年实际收入（千元）	合计	其中：国家级奖
13	7	149	52	0	0	226	4	0	0	0	0	0
51	5	358	309	0	0	75	7	0	0	0	0	0
18	30	225	225	0	0	139	0	0	0	0	0	0
72	28	2 395	209	0	0	77	0	0	0	0	0	0
7	2	860	719	0	0	329	0	0	0	0	0	0
3	2	0	8	0	0	39	0	0	0	0	0	0
20	23	172	122	0	0	115	0	0	0	0	0	0
7	2	705	163	1	250	60	2	0	0	0	2	0
38	5	385	221	0	0	137	0	0	0	0	0	0
42	16	42	42	0	0	80	0	0	0	0	0	0
19	10	177	107	0	0	56	1	0	0	0	0	0
11	3	103	69	0	0	120	0	0	0	0	0	0
13	5	432	80	1	423	257	0	0	0	0	0	0
44	7	91	96	0	0	39	2	0	0	0	0	0
72	62	4 905	0	0	0	227	0	0	0	0	0	0
50	43	408	388	0	0	128	0	1	0	0	0	0
19	5	423	191	0	0	146	3	0	0	0	0	0
87	9	798	329	0	0	186	0	0	0	0	0	0
10	3	256	256	0	0	222	4	0	0	0	0	0
53	26	43	163	0	0	154	31	0	0	0	0	0
3	1	18	11	0	0	48	0	0	0	0	0	0
42	5	870	250	0	0	197	0	0	0	0	0	0
29	20	473	150	0	0	178	6	0	0	0	0	0
2	1	15	8	0	0	83	0	0	0	0	0	0
15	13	26	32	0	0	15	0	0	0	0	0	0
12	3	48	40	0	0	19	2	0	0	0	0	0
12	6	88	30	0	0	95	0	0	0	0	0	0
18	8	123	127	0	0	141	0	0	0	0	0	0
18	8	728	679	0	0	56	0	0	0	0	0	0
24	9	66	232	0	0	142	0	0	0	0	0	0
24	9	627	390	3	1 100	72	1	0	0	0	0	0

学校名称	教学与科研人员（人）			研究与发展人员（人年）				科技经费（千元）					
	合计	其中：科学家与工程师		合计	其中：科学家与工程师		全时当量人员	合计	当年拨入				当年内部支出
		小计	其中：高级职称		小计	其中：高级职称			小计	政府资金	企事业单位委托（进入学校财务）	其他	
湖南交通工程职业技术学院	307	298	88	21	21	18	17	1 448	1 448	171	30	1 247	1 210
湖南铁路科技职业技术学院	99	99	37	15	15	11	12	4 374	4 374	3 391	826	157	1 011
益阳医学高等专科学校	267	249	80	18	16	13	15	2 180	2 180	444	0	1 736	2 363
顺德职业技术学院	286	230	67	25	25	21	20	6 284	6 284	632	3 972	1 680	4 713
广东轻工职业技术学院	389	378	123	35	34	26	28	6 596	6 088	1 545	3 860	683	6 083
广东交通职业技术学院	487	436	107	26	26	26	20	3 846	3 846	2 341	957	548	3 530
广东水利电力职业技术学院	425	401	107	12	12	11	9	5 969	5 969	1 870	3 699	400	1 509
广州航海高等专科学校	276	260	92	31	31	29	24	7 684	7 684	1 442	5 910	332	7 894
深圳职业技术学院	772	748	356	247	247	231	198	29 605	25 927	14 337	7 593	3 997	29 821
广州民航职业技术学院	302	286	58	25	24	20	20	1 796	1 771	817	480	474	1 122
番禺职业技术学院	184	143	62	21	21	19	17	2 172	2 172	1 737	12	423	1 088
广东科学技术职业学院	410	387	103	76	76	74	61	7 308	7 308	6 649	598	61	8 051
广东食品药品职业学院	369	352	92	38	34	25	30	2 474	2 474	1 253	836	385	1 998
揭阳职业技术学院	139	127	28	33	32	28	26	962	962	747	0	215	724
柳州师范高等专科学校	205	178	51	153	149	51	123	2 462	2 462	1 402	40	1 020	1 638
桂林航天工业高等专科学校	465	465	104	231	231	104	185	1 866	1 866	1 758	0	108	1 763
海南职业技术学院	95	88	16	4	4	3	3	214	214	214	0	0	253
海南软件职业技术学院	145	136	27	8	8	8	6	189	189	142	0	47	179
琼台师范高等专科学校	91	82	25	8	8	6	6	399	399	359	0	40	260
海南经贸职业技术学院	69	66	8	2	2	1	1	62	62	24	0	38	64
海南万和信息职业技术学院	25	25	13	1	1	1	1	19	19	19	0	0	19
三亚航空旅游职业学院	63	63	3	9	9	3	7	69	69	55	0	14	145
海南科技职业学院	179	179	20	7	7	4	6	945	945	250	0	695	895
重庆电子职业技术学院	122	119	30	2	2	2	1	220	220	38	0	182	223
重庆电力高等专科学校	124	124	30	18	18	17	14	1 312	1 312	1 312	0	0	1 192
重庆工业职业技术学院	243	213	64	7	7	6	6	578	578	440	0	138	83
重庆三峡职业学院	150	144	54	4	4	4	3	235	226	78	0	148	235
重庆工贸职业技术学院	107	107	48	6	6	6	5	163	163	156	0	7	96
重庆电子工程职业学院	271	265	67	10	10	9	8	570	550	170	30	350	550
重庆海联职业技术学院	29	29	3	1	1	0	1	8	8	3	0	5	8
重庆城市管理职业学院	83	82	20	4	4	3	3	178	178	48	0	130	168

续表

科技课题				科技成果及技术转让							成果授奖(项)	
				专著		学术论文（篇）			技术转让			
课题总数（项）	当年投入人数（人）	当年拨入经费（千元）	当年支出经费（千元）	数量（部）	字数（千字）	合计	其中：国外及全国性刊物发表	鉴定成果数（项）	签订合同数（项）	当年实际收入（千元）	合计	其中：国家级奖
24	14	118	120	0	0	170	0	0	0	0	0	0
24	10	4 289	1 011	0	0	141	10	0	0	0	0	0
21	12	225	146	0	0	72	0	0	0	0	0	0
91	17	4 137	4 149	0	0	130	0	0	0	0	0	0
161	34	6 226	3 920	0	0	254	13	0	0	0	1	0
15	24	1 947	657	0	0	178	0	0	0	0	1	0
44	8	4 778	1 404	0	0	208	4	0	0	0	0	0
117	20	7 378	7 588	0	0	130	12	0	0	0	0	0
247	177	26 416	26 395	0	0	294	21	0	4	760	0	0
40	17	1 369	499	2	912	97	12	0	0	0	1	0
34	14	1 925	730	2	480	89	11	0	0	0	0	0
112	85	5 786	6 885	0	0	94	13	1	0	0	0	0
128	26	1 896	1 776	0	0	196	6	0	0	0	0	0
49	22	508	266	0	0	63	0	0	0	0	0	0
42	102	481	193	0	0	122	51	0	0	0	0	0
82	154	388	285	0	0	146	0	0	0	0	0	0
6	3	174	49	0	0	17	2	0	0	0	0	0
25	5	128	109	0	0	55	0	0	0	0	2	0
17	5	131	41	0	0	49	0	0	0	0	0	0
5	1	44	44	0	0	28	0	0	0	0	0	0
2	1	13	8	0	0	23	4	0	0	0	0	0
26	9	38	115	0	0	32	0	0	0	0	0	0
29	5	193	195	0	0	36	9	0	0	0	0	0
3	1	30	15	0	0	76	17	0	0	0	0	0
8	12	652	652	0	0	86	2	0	0	0	0	0
5	5	330	53	0	0	110	0	0	0	0	0	0
7	3	54	54	0	0	43	0	0	0	0	1	0
5	4	120	96	0	0	168	0	0	0	0	0	0
15	7	190	152	0	0	306	15	0	0	0	0	0
1	1	5	5	0	0	0	0	0	0	0	0	0
6	2	56	10	0	0	59	22	0	0	0	0	0

学校名称	教学与科研人员（人）			研究与发展人员（人年）				科技经费（千元）					
	合计	其中：科学家与工程师		合计	其中：科学家与工程师		全时当量人员	合计	当年拨入				当年内部支出
		小计	其中：高级职称		小计	其中：高级职称			小计	政府资金	企事业单位委托（进入学校财务）	其他	
重庆工程职业技术学院	236	232	75	10	10	10	8	562	187	114	0	73	491
重庆城市职业学院	71	65	5	0	0	0	0	145	145	75	0	70	100
重庆水利电力职业技术学院	140	139	21	0	0	0	0	573	573	53	467	53	551
重庆工商职业学院	155	149	45	12	12	9	9	662	653	304	171	178	690
重庆三峡医药高等专科学校	421	399	122	41	41	40	33	859	859	569	90	200	511
重庆医药高等专科学校	288	285	114	64	63	56	51	1 984	1 984	1 934	50	0	1 528
重庆科创职业学院	136	136	16	2	2	1	1	230	230	150	0	80	90
重庆建筑工程职业学院	119	111	41	9	9	8	7	1 540	1 540	1 540	0	0	1 236
重庆商务职业学院	31	31	7	0	0	0	0	35	35	35	0	0	35
重庆化工职业学院	87	79	18	2	2	2	1	281	281	10	0	271	12
阿坝师范专科学校	63	60	15	18	18	12	14	482	482	441	0	41	419
成都电子机械高等专科学校	330	330	109	135	135	88	108	8 952	8 952	2 014	5 838	1 100	9 500
四川烹饪专科学校	295	295	84	68	68	47	54	1 197	1 187	986	121	80	1 135
成都纺织高等专科	229	228	96	86	86	68	68	1 233	1 233	688	20	525	1 233
成都航空职业技术学院	268	267	82	11	11	11	8	269	269	119	0	150	233
四川电力职业技术学院	150	144	76	12	12	11	10	1 338	1 338	1 058	0	280	1 338
四川机电职业技术学院	166	161	63	0	0	0	0	840	840	640	0	200	840
四川交通职业技术学院	409	364	86	24	23	18	19	889	889	369	365	155	784
四川工程职业技术学院	284	284	73	30	30	24	24	364	364	364	0	0	500
四川建筑职业技术学院	487	486	106	50	50	37	40	1 623	1 623	935	300	388	1 036
四川职业技术学院	241	222	77	20	20	9	16	320	320	273	0	47	243
黔南民族医学高等专科学校	216	216	69	14	14	14	11	229	229	219	0	10	295
贵州交通职业技术学院	225	208	51	11	11	8	9	735	735	705	0	30	690
贵州电子信息职业技术学院	186	179	40	8	8	8	6	328	328	150	128	50	278
安顺职业技术学院	205	204	58	7	7	7	6	42	42	34	0	8	56
黔东南民族职业技术学院	248	248	86	9	9	8	7	487	487	401	50	36	346
贵州工业职业技术学院	139	137	45	9	9	8	7	134	134	122	0	12	230
六盘水职业技术学院	147	147	36	7	7	7	5	352	352	156	196	0	372
贵州省铜仁职业技术学院	250	241	75	42	42	40	34	793	793	693	0	100	717
黔西南民族职业技术学院	195	195	52	9	9	8	7	234	234	74	0	160	194
贵州轻工职业技术学院	74	74	27	2	2	1	1	6	6	6	0	0	11

续表

科技课题				科技成果及技术转让							成果授奖(项)	
				专著		学术论文（篇）			技术转让			
课题总数（项）	当年投入人数（人）	当年拨入经费（千元）	当年支出经费（千元）	数量（部）	字数（千字）	合计	其中：国外及全国性刊物发表	鉴定成果数（项）	签订合同数（项）	当年实际收入（千元）	合计	其中：国家级奖
12	8	428	396	0	0	113	4	0	0	0	0	0
1	0	15	5	0	0	26	0	0	0	0	0	0
3	7	467	437	0	0	97	0	0	0	0	0	0
25	8	529	383	0	0	189	18	0	0	0	0	0
54	30	385	292	0	0	149	0	5	0	0	0	0
53	43	736	471	0	0	65	2	0	0	0	0	0
4	1	12	8	0	0	80	1	0	0	0	0	0
22	38	1 000	550	0	0	16	0	0	0	0	0	0
1	1	30	30	0	0	0	0	0	0	0	0	0
1	1	5	0	0	0	0	0	0	0	0	0	0
29	12	311	167	0	0	79	0	0	0	0	0	0
46	90	7 257	6 527	0	0	185	0	0	0	0	0	0
31	45	511	499	1	220	219	5	0	0	0	0	0
66	57	755	753	0	0	94	7	0	0	0	0	0
7	7	185	70	2	964	144	0	0	0	0	0	0
16	8	1 204	1 204	0	0	46	8	0	0	0	0	0
0	0	0	0	0	0	66	2	0	0	0	0	0
40	16	720	609	1	186	162	16	0	0	0	0	0
12	22	100	158	0	0	184	0	4	0	0	0	0
47	34	994	188	0	0	432	1	12	0	0	0	0
11	13	47	36	0	0	158	3	0	0	0	0	0
20	10	140	216	0	0	51	0	0	0	0	0	0
19	8	690	690	0	0	37	0	0	0	0	0	0
6	5	230	230	0	0	77	0	0	0	0	0	0
15	5	0	22	0	0	56	0	0	0	0	0	0
6	6	400	295	0	0	50	0	1	0	0	0	0
17	6	92	188	0	0	41	0	0	0	0	0	0
4	7	306	326	0	0	36	0	0	1	196	0	0
22	28	490	514	0	0	210	0	2	0	0	0	0
11	6	190	150	0	0	61	0	0	0	0	0	0
1	1	0	5	0	0	15	0	0	0	0	0	0

学校名称	教学与科研人员（人）			研究与发展人员（人年）				科技经费（千元）					
	合计	其中：科学家与工程师		合计	其中：科学家与工程师		全时当量人员	合计	当年拨入				当年内部支出
		小计	其中：高级职称		小计	其中：高级职称			小计	政府资金	企事业单位委托（进入学校财务）	其他	
遵义医药高等专科学校	149	149	72	30	30	21	24	1 310	1 310	248	0	1 062	651
贵阳护理职业学院	189	163	53	5	5	5	4	51	21	21	0	0	246
贵阳职业技术学院	138	136	58	2	2	2	1	46	46	6	0	40	46
毕节职业技术学院	96	96	22	0	0	0	0	62	62	52	0	10	36
昭通师范专科学校	149	147	55	39	39	31	31	453	453	453	0	0	423
思茅师范专科学校	104	104	33	71	71	33	56	442	442	442	0	0	450
云南昆明冶金高等专科学校	581	568	189	90	90	85	72	2 816	2 246	2 246	0	0	4 178
云南国土资源职业学院	105	105	25	105	105	25	88	956	956	901	0	55	829
云南交通职业技术学院	393	393	110	72	72	68	57	4 257	4 257	4 256	0	1	2 812
云南农业职业技术学院	137	137	64	71	71	64	56	1 338	1 338	1 188	0	150	1 283
云南能源职业技术学院	111	111	27	36	36	27	29	316	316	316	0	0	317
云南国防工业职业技术学院	470	433	97	143	143	97	115	2 232	2 232	2 011	0	221	1 996
云南机电职业技术学院	128	128	37	58	58	37	47	460	460	460	0	0	376
云南林业职业技术学院	128	127	47	12	12	10	9	708	708	708	0	0	1 643
曲靖医学高等专科学校	192	187	56	20	20	15	16	140	140	140	0	0	124
保山中医药高等专科学校	103	103	31	3	3	3	2	120	120	120	0	0	28
德宏师范高等专科学校	129	125	29	30	30	27	24	311	311	261	0	50	311
临沧师范高等专科学校	93	87	24	12	12	9	9	281	281	228	0	53	94
陕西工业职业技术学院	467	464	186	81	81	58	65	1 595	1 595	945	116	534	1 609
杨凌职业技术学院	441	414	104	123	122	104	98	5 167	5 167	4 698	175	294	3 224
西安航空技术高等专科学校	470	457	100	18	18	18	14	4 102	4 102	3 368	478	256	2 053
西安电力高等专科学校	609	520	177	10	10	9	8	3 328	3 328	2 978	350	0	2 103
西安航空职业技术学院	359	334	79	6	6	6	5	1 362	1 362	1 348	0	14	1 348
陕西交通职业技术学院	195	195	55	5	5	5	4	256	256	256	0	0	361
陕西铁路工程职业技术学院	262	229	28	33	33	23	27	524	524	190	0	334	426
兰州石化职业技术学院	275	257	134	15	15	15	12	1 114	1 114	1 114	0	0	815
甘肃联合大学	185	185	44	6	6	3	5	50	50	40	0	10	43
平凉医学高等专科学校	218	218	49	0	0	0	0	169	169	0	0	169	169
陇南师范高等专科学校	98	96	28	1	1	1	1	134	134	84	0	50	57
兰州工业专科学校	350	342	142	14	14	14	12	308	308	308	0	0	443
张掖医学高等专科学校	178	169	39	6	6	5	5	143	143	58	0	85	132

续表

科技课题				科技成果及技术转让							成果授奖(项)	
课题总数（项）	当年投入人数（人）	当年拨入经费（千元）	当年支出经费（千元）	专著		学术论文（篇）		鉴定成果数（项）	技术转让		合计	其中：国家级奖
				数量（部）	字数（千字）	合计	其中：国外及全国性刊物发表		签订合同数（项）	当年实际收入（千元）		
34	20	1 130	471	0	0	203	0	0	0	0	0	0
12	4	30	225	1	160	22	0	0	0	0	0	0
1	1	40	40	0	0	26	0	0	0	0	0	0
1	0	60	34	0	0	54	0	0	0	0	0	0
30	26	171	141	0	0	30	0	0	0	0	0	0
18	47	19	27	0	0	24	0	0	0	0	0	0
71	60	1 919	3 281	0	0	113	0	0	0	0	0	0
23	73	255	133	0	0	0	0	0	0	0	0	0
15	55	3 764	2 320	0	0	84	0	0	0	0	6	0
23	47	986	857	0	0	86	0	0	0	0	0	0
4	24	28	28	0	0	61	0	0	0	0	0	0
39	96	857	450	0	0	192	23	0	0	0	0	0
28	39	134	376	0	0	24	0	0	0	0	0	0
13	11	584	1 253	0	0	8	0	0	0	0	0	0
13	13	39	23	0	0	26	0	0	0	0	0	0
3	2	21	7	0	0	1	1	0	0	0	3	0
27	23	91	91	1	166	63	0	0	0	0	0	0
23	8	74	23	1	370	30	0	0	0	0	0	0
81	54	817	805	0	0	531	0	0	0	0	0	0
120	125	4 192	2 249	2	593	136	3	2	0	0	0	0
55	27	3 859	1 962	0	0	368	7	0	0	0	1	0
8	7	3 250	3 665	0	0	73	0	0	0	0	0	0
10	4	179	32	0	0	347	2	0	0	0	0	0
2	3	220	60	0	0	103	1	2	0	0	0	0
83	22	404	198	0	0	298	0	0	0	0	0	0
22	10	994	695	0	0	316	4	1	0	0	0	0
2	4	4	2	0	0	67	3	0	0	0	0	0
0	0	0	0	0	0	182	0	0	0	0	0	0
3	1	77	0	0	0	51	1	0	0	0	0	0
64	10	245	365	0	0	195	16	10	0	0	0	0
11	4	105	94	0	0	50	0	1	0	0	0	0

学校名称	教学与科研人员（人）			研究与发展人员（人年）				科技经费（千元）					
	合计	其中：科学家与工程师		合计	其中：科学家与工程师		全时当量人员	合计	当年拨入				当年内部支出
		小计	其中：高级职称		小计	其中：高级职称			小计	政府资金	企事业单位委托（进入学校财务）	其他	
甘肃建筑职业技术学院	159	159	44	1	1	1	1	26	26	6	20	0	26
酒泉职业技术学院	160	160	55	11	11	9	8	451	451	313	0	138	451
兰州职业技术学院	186	186	63	7	7	6	5	135	135	135	0	0	39
甘肃林业职业技术学院	149	146	65	12	11	10	10	193	193	145	0	48	144
甘肃工业职业技术学院	117	113	30	2	2	2	2	199	199	143	0	56	69
甘肃交通职业技术学院	134	131	44	17	17	15	13	465	453	274	0	179	387
兰州资源环境职业技术学院	226	226	47	3	3	2	2	49	49	49	0	0	28
甘肃农业职业技术学院	142	142	58	6	6	6	5	737	737	587	0	150	687
甘肃畜牧工程职业技术学院	150	150	71	15	15	15	12	403	403	343	0	60	344
青海省卫生职业技术学院	172	162	85	0	0	0	0	0	0	0	0	0	0
青海警官职业学院	34	19	3	0	0	0	0	0	0	0	0	0	0
青海畜牧兽医职业技术学院	155	151	78	9	7	6	7	838	838	766	0	72	75
青海交通职业技术学院	205	205	78	12	12	12	10	72	72	72	0	0	347
青海建筑职业技术学院	176	156	59	0	0	0	0	2 300	2 300	2 300	0	0	38
宁夏工业职业学院	92	92	17	0	0	0	0	0	0	0	0	0	0
宁夏职业技术学院	180	173	78	16	14	12	13	3 014	3 014	2 614	0	400	2 540
宁夏经贸职业技术学院	215	212	51	38	38	26	30	306	306	227	0	79	273
宁夏财经职业技术学院	122	122	56	5	5	5	4	75	75	75	0	0	65
银川科技职业学院	300	210	49	1	1	1	1	26	26	26	0	0	18
和田师范专科学校	104	101	48	8	8	8	6	386	386	356	0	30	284
新疆工业高等专科	159	159	70	28	28	26	23	1 248	1 248	768	340	140	1 057
新疆农业职业技术学院	183	181	52	6	6	6	5	527	527	340	0	187	699
乌鲁木齐职业大学	130	124	23	2	2	2	2	51	51	17	0	34	51
新疆维吾尔医学高等专科学校	116	111	28	26	26	26	21	986	986	971	0	15	889
克拉玛依职业技术学院	242	231	49	3	3	2	2	318	318	318	0	0	50
新疆机电职业技术学院	154	153	36	2	2	2	2	72	72	72	0	0	39
新疆轻工职业技术学院	89	89	38	3	3	3	2	818	818	36	640	142	780
昌吉职业技术学院	125	122	36	11	11	11	9	375	375	151	0	224	156
伊犁职业技术学院	190	188	63	20	19	18	16	287	287	272	0	15	408
阿克苏职业技术学院	214	211	18	17	17	12	14	242	242	156	63	23	154
新疆库尔勒巴音职业技术学院	175	175	28	8	8	8	6	98	98	98	0	0	98
新疆建设职业技术学院	327	305	71	20	20	20	16	221	221	201	0	20	240
新疆交通职业技术学院	173	172	25	2	2	2	2	31	31	31	0	0	14
新疆石河子职业技术学院	62	62	19	33	33	19	26	598	598	348	0	250	516

续表

科技课题				科技成果及技术转让							成果授奖(项)	
				专著		学术论文（篇）			技术转让			
课题总数（项）	当年投入人数（人）	当年拨入经费（千元）	当年支出经费（千元）	数量（部）	字数（千字）	合计	其中：国外及全国性刊物发表	鉴定成果数（项）	签订合同数（项）	当年实际收入（千元）	合计	其中：国家级奖
2	1	20	20	0	0	43	0	0	0	0	0	0
2	7	250	250	0	0	80	1	5	0	0	0	0
3	5	95	39	0	0	66	0	0	0	0	0	0
7	8	61	53	0	0	64	0	0	0	0	0	0
4	2	130	28	0	0	84	1	0	0	0	0	0
11	11	216	0	0	0	39	0	4	0	0	0	0
2	2	30	9	0	0	95	0	0	0	0	0	0
7	8	665	603	0	0	33	0	0	0	0	2	0
18	11	324	265	1	122	164	0	0	0	0	1	0
0	0	0	0	0	0	0	0	0	0	0	0	0
0	0	0	0	0	0	0	0	0	0	0	0	0
10	6	72	0	0	0	49	0	0	0	0	0	0
4	8	0	273	0	0	79	0	0	0	0	0	0
0	0	0	0	0	0	28	0	0	0	0	0	0
0	0	0	0	0	0	2	0	0	0	0	0	0
19	11	2 675	1 535	0	0	88	0	0	0	0	1	0
39	25	79	42	0	0	23	0	0	0	0	0	0
1	3	30	0	0	0	15	0	0	0	0	0	0
2	1	18	18	0	0	59	0	0	0	0	0	0
12	5	331	227	0	0	31	0	0	0	0	0	0
56	19	1 045	852	0	0	70	0	0	0	0	0	0
13	4	337	483	0	0	92	0	0	0	0	0	0
4	2	16	16	0	0	43	2	0	0	0	0	0
15	17	800	739	0	0	54	0	0	0	0	0	0
4	2	300	50	0	0	45	0	0	0	0	0	0
2	2	54	15	0	0	31	0	0	0	0	0	0
5	3	718	680	0	0	75	0	0	0	0	0	0
7	9	294	75	0	0	15	0	0	0	0	0	0
13	13	161	294	0	0	33	0	2	0	0	1	0
33	11	134	46	0	0	34	0	0	0	0	0	0
1	5	20	20	0	0	37	0	0	0	0	0	0
5	13	65	84	0	0	24	0	0	0	0	0	0
4	2	15	14	0	0	121	0	0	0	0	0	0
6	22	400	328	0	0	49	0	0	0	0	0	0

第三部分

教育部直属高等学校统计资料

学校名称	科技活动人员(人)			研究与发展人员(人)		
	合计	其中		合计	其中	
		科学家和工程师	辅助人员		科学家和工程师	辅助人员
合计	**146 978**	**140 230**	**4 123**	**88 824**	**85 931**	**2 893**
北京大学	4 553	4 212	261	2 899	2 659	240
中国人民大学	143	143	0	105	105	0
清华大学	4 708	4 653	55	4 265	4 261	4
北京交通大学	1 418	1 391	26	1 182	1 182	0
北京科技大学	2 178	1 918	152	1 532	1 458	74
北京化工大学	791	791	0	504	504	0
北京邮电大学	1 393	1 282	18	911	911	0
中国农业大学	1 915	1 856	46	1 122	1 116	6
北京林业大学	1 136	1 070	45	724	705	19
北京中医药大学	684	679	2	354	353	1
北京师范大学	1 425	1 396	1	888	888	0
中国传媒大学	422	411	0	266	252	14
中国政法大学	69	69	0	48	48	0
华北电力大学	1 376	1 373	0	443	443	0
中国矿业大学（北京）	559	529	12	477	465	12
中国石油大学（北京）	901	848	15	654	654	0
中国地质大学（北京）	894	862	7	502	474	28
南开大学	1 827	1 675	56	1 874	1 864	10
天津大学	2 739	2 723	6	1 391	1 379	12
大连理工大学	2 391	2 309	65	1 313	1 313	0
东北大学	2 346	2 302	12	710	691	19
吉林大学	9 042	8 941	17	8 127	8 063	64
东北师范大学	723	710	5	568	564	4
东北林业大学	1 526	1 520	2	676	676	0
复旦大学	2 090	2 015	64	1 979	1 976	3
同济大学	3 442	3 400	3	1 471	1 470	1
上海交通大学	5 022	4 553	350	4 417	3 954	463
华东理工大学	1 566	1 564	2	497	497	0
东华大学	1 162	1 065	12	637	597	40
华东师范大学	1 281	1 119	5	935	918	17
南京大学	1 858	1 845	5	1 466	1 460	6
东南大学	2 837	2 703	134	1 918	1 918	0

高等学校科技人力

研究与发展全时人员(人年)			R&D 成果应用及科技服务人员(人)			R&D 成果应用及科技服务全时人员(人年)		
合计	其中		合计	其中		合计	其中	
	科学家和工程师	辅助人员		科学家和工程师	辅助人员		科学家和工程师	辅助人员
53 290	**51 555**	**1 735**	**15 571**	**15 174**	**397**	**9 343**	**9 104**	**239**
1 739	1 596	143	331	309	22	199	185	14
63	63	0	2	2	0	1	1	0
2 559	2 557	2	556	556	0	334	333	1
709	709	0	63	63	0	38	38	0
919	875	44	49	41	8	29	25	4
302	302	0	110	110	0	66	66	0
547	547	0	88	88	0	53	53	0
673	669	4	103	103	0	62	62	0
434	423	11	32	30	2	19	18	1
212	212	0	39	39	0	23	23	0
533	533	0	0	0	0	0	0	0
159	151	8	0	0	0	0	0	0
29	29	0	0	0	0	0	0	0
266	266	0	464	464	0	278	278	0
286	279	7	1	0	1	0	0	0
392	392	0	13	13	0	8	8	0
301	284	17	40	37	3	24	22	2
1 125	1 118	7	15	15	0	9	9	0
834	827	7	313	312	1	188	187	1
788	788	0	486	486	0	292	292	0
426	414	12	505	493	12	303	296	7
4 876	4 838	38	366	363	3	220	218	2
341	339	2	51	51	0	30	30	0
405	405	0	313	313	0	188	188	0
1 188	1 186	2	36	36	0	22	22	0
883	882	1	1 424	1 419	5	854	851	3
2 650	2 372	278	564	530	34	338	318	20
298	298	0	165	165	0	99	99	0
382	358	24	148	133	15	89	80	9
561	551	10	53	52	1	32	31	1
879	876	3	85	85	0	51	51	0
1 151	1 151	0	940	940	0	564	564	0

学校名称	科技活动人员(人)			研究与发展人员(人)		
	合计	其中		合计	其中	
		科学家和工程师	辅助人员		科学家和工程师	辅助人员
中国矿业大学	1 773	1 756	17	649	649	0
河海大学	2 024	2 008	16	820	820	0
江南大学	1 338	1 285	36	316	316	0
南京农业大学	1 640	1 613	18	1 036	1 034	2
中国药科大学	844	833	11	400	400	0
浙江大学	4 312	4 174	110	3 583	3 501	82
合肥工业大学	2 206	2 143	35	863	786	77
厦门大学	1 245	1 245	0	422	422	0
山东大学	4 624	4 302	223	3 672	3 379	293
中国海洋大学	1 867	1 704	123	897	808	89
中国石油大学（华东）	2 728	2 631	71	1 890	1 855	35
武汉大学	4 307	4 307	0	1 735	1 735	0
华中科技大学	5 332	4 889	282	2 505	2 256	249
中国地质大学（武汉）	1 781	1 686	48	753	691	62
武汉理工大学	3 319	3 190	129	1 175	1 154	21
华中农业大学	1 326	1 267	28	578	554	24
华中师范大学	879	873	3	485	485	0
湖南大学	1 939	1 844	80	1 094	1 007	87
中南大学	3 817	3 728	76	2 097	2 085	12
中山大学	4 442	3 967	219	3 082	2 762	320
华南理工大学	2 995	2 816	44	1 869	1 812	57
重庆大学	2 477	2 091	208	754	718	36
西南大学	2 318	2 102	142	1 264	1 119	145
四川大学	5 954	5 864	88	3 659	3 651	8
西南交通大学	2 355	2 343	12	1 525	1 525	0
电子科技大学	2 004	1 983	20	1 693	1 665	28
西安交通大学	2 894	2 683	85	1 393	1 361	32
西安电子科技大学	2 160	2 151	1	812	810	2
长安大学	1 717	1 675	35	438	438	0
西北农林科技大学	3 077	2 396	501	1 377	1 224	153
陕西师范大学	1 169	1 057	84	418	376	42
兰州大学	1 698	1 697	0	715	715	0

续表

研究与发展全时人员(人年)			R&D 成果应用及科技服务人员(人)			R&D 成果应用及科技服务全时人员(人年)		
合计	其中		合计	其中		合计	其中	
	科学家和工程师	辅助人员		科学家和工程师	辅助人员		科学家和工程师	辅助人员
389	389	0	528	528	0	317	317	0
492	492	0	393	393	0	236	236	0
190	190	0	93	93	0	56	56	0
621	620	1	89	88	1	53	53	0
240	240	0	91	91	0	55	55	0
2 150	2 100	50	928	917	11	557	550	7
518	472	46	0	0	0	0	0	0
253	253	0	77	77	0	46	46	0
2 203	2 027	176	357	289	68	214	174	40
538	485	53	274	236	38	164	141	23
1 134	1 113	21	20	18	2	12	11	1
1 041	1 041	0	688	688	0	413	413	0
1 503	1 354	149	386	350	36	231	210	21
452	414	38	140	129	11	84	77	7
705	692	13	467	464	3	280	278	2
347	332	15	51	48	3	30	29	1
291	291	0	11	11	0	7	7	0
657	604	53	277	264	13	166	159	7
1 258	1 251	7	162	159	3	97	95	2
1 849	1 657	192	110	102	8	66	61	5
1 121	1 087	34	808	786	22	485	471	14
452	431	21	627	597	30	376	358	18
758	671	87	304	283	21	183	170	13
2 195	2 191	4	200	199	1	120	120	0
915	915	0	206	206	0	124	124	0
1 016	999	17	0	0	0	0	0	0
836	816	20	231	227	4	139	136	3
487	486	1	274	269	5	165	161	4
263	263	0	203	203	0	122	122	0
826	734	92	162	153	9	97	92	5
251	226	25	35	34	1	21	20	1
429	429	0	24	24	0	14	14	0

表 59　教育部直属高等学校教学与科研人员

学校名称	合计	教师系列		
		小计	教授	副教授
合计	**140 230**	**87 666**	**23 179**	**29 871**
北京大学	4 212	1 932	812	667
中国人民大学	143	128	30	58
清华大学	4 653	2 302	946	960
北京交通大学	1 391	1 166	258	461
北京科技大学	1 918	1 189	326	371
北京化工大学	791	652	147	194
北京邮电大学	1 282	897	139	252
中国农业大学	1 856	1 233	428	599
北京林业大学	1 070	702	148	234
北京中医药大学	679	525	139	159
北京师范大学	1 396	950	378	326
中国传媒大学	411	237	48	71
中国政法大学	69	67	17	24
华北电力大学	1 373	1 242	239	324
中国矿业大学（北京）	529	343	105	96
中国石油大学（北京）	848	489	173	154
中国地质大学(北京)	862	591	144	164
南开大学	1 675	1 034	279	291
天津大学	2 723	1 799	485	665
大连理工大学	2 309	1 513	431	544
东北大学	2 302	1 410	342	468
吉林大学	8 941	5 080	1 148	1 505
东北师范大学	710	475	150	167
东北林业大学	1 520	915	213	322
复旦大学	2 015	1 188	365	354
同济大学	3 400	2 025	562	620
上海交通大学	4 553	1 886	582	807
华东理工大学	1 564	997	254	392
东华大学	1 065	753	152	324
华东师范大学	1 119	737	247	277
南京大学	1 845	1 444	486	429
东南大学	2 703	2 110	488	764
中国矿业大学	1 756	1 196	256	362
河海大学	2 008	1 159	254	330

中科学家与工程师职务（职称） 单位：人

			其他技术职务系列			
讲师	助教	其他	小计	高级	中级	初级
28 838	**4 053**	**1 725**	**52 564**	**15 927**	26 359	**10 278**
420	32	1	2 280	699	1 204	377
40	0	0	15	6	9	0
384	12	0	2 351	756	1 554	41
378	54	15	225	71	143	11
384	27	81	729	182	386	161
276	35	0	139	85	47	7
408	93	5	385	166	148	71
198	8	0	623	189	240	194
308	4	8	368	116	229	23
197	29	1	154	41	91	22
241	2	3	446	112	256	78
106	4	8	174	69	88	17
21	5	0	2	1	1	0
559	102	18	131	36	68	27
93	7	42	186	54	99	33
155	0	7	359	100	207	52
190	42	51	271	62	130	79
378	75	11	641	183	245	213
569	75	5	924	375	403	146
491	47	0	796	195	484	117
488	93	19	892	264	371	257
1 764	662	1	3 861	930	1 916	1 015
156	2	0	235	69	133	33
300	80	0	605	177	285	143
469	0	0	827	263	415	149
784	59	0	1 375	390	763	222
418	57	22	2 667	1 013	1 212	442
339	12	0	567	201	256	110
247	30	0	312	76	170	66
181	28	4	382	109	246	27
527	2	0	401	153	193	55
812	46	0	593	76	400	117
479	99	0	560	217	162	181
498	77	0	849	249	420	180

学校名称	合计	教师系列		
		小计	教授	副教授
江南大学	1 285	875	190	457
南京农业大学	1 613	1 119	288	332
中国药科大学	833	583	98	195
浙江大学	4 174	2 631	939	1 059
合肥工业大学	2 143	1 542	270	466
厦门大学	1 245	870	285	302
山东大学	4 302	2 523	777	848
中国海洋大学	1 704	1 125	302	280
中国石油大学（华东）	2 631	1 313	254	454
武汉大学	4 307	2 655	846	940
华中科技大学	4 889	3 123	802	1 022
中国地质大学（武汉）	1 686	1 142	307	348
武汉理工大学	3 190	1 826	496	811
华中农业大学	1 267	878	221	336
华中师范大学	873	621	200	226
湖南大学	1 844	1 200	341	388
中南大学	3 728	2 286	450	620
中山大学	3 967	2 198	447	573
华南理工大学	2 816	1 509	437	526
重庆大学	2 091	1 720	448	605
西南大学	2 102	1 403	286	571
四川大学	5 864	3 039	874	1 105
西南交通大学	2 343	1 745	391	545
电子科技大学	1 983	1 530	316	504
西安交通大学	2 683	1 770	496	611
西安电子科技大学	2 151	1 533	266	639
长安大学	1 675	1 366	272	496
西北农林科技大学	2 396	1 400	337	398
陕西师范大学	1 057	576	158	206
兰州大学	1 697	1 199	214	273

续表

			其他技术职务系列			
讲师	助教	其他	小计	高级	中级	初级
207	21	0	410	98	241	71
417	82	0	494	108	180	206
265	25	0	250	33	134	83
328	3	302	1 543	598	711	234
604	93	109	601	238	305	58
244	39	0	375	66	145	164
584	178	136	1 779	590	757	432
496	31	16	579	156	324	99
602	3	0	1 318	408	565	345
594	275	0	1 652	394	738	520
1 118	39	142	1 766	346	1 157	263
388	54	45	544	152	289	103
455	10	54	1 364	459	781	124
192	4	125	389	130	219	40
188	5	2	252	156	79	17
411	32	28	644	214	327	103
998	110	108	1 442	583	737	122
727	179	272	1 769	260	622	887
479	32	35	1 307	319	579	409
656	11	0	371	96	225	50
481	65	0	699	209	364	126
872	188	0	2 825	871	1 445	509
715	92	2	598	234	335	29
519	171	20	453	195	204	54
607	54	2	913	241	527	145
457	171	0	618	258	273	87
581	17	0	309	118	162	29
578	65	22	996	407	496	93
203	9	0	481	142	227	112
614	95	3	498	163	237	98

表 60　教育部直属高等学校

学校名称	拨入			
	合计	政府资金	企事业单位委托	其他经费
合计	**52 297 746**	**31 403 417**	**19 162 726**	**1 731 603**
北京大学	2 091 296	1 821 136	245 844	24 316
中国人民大学	19 043	14 192	1 870	2 981
清华大学	3 891 182	2 559 456	1 010 281	321 445
北京交通大学	718 431	338 824	354 989	24 618
北京科技大学	1 151 854	402 306	738 538	11 010
北京化工大学	457 532	223 073	226 690	7 769
北京邮电大学	407 970	174 413	158 250	75 307
中国农业大学	952 417	853 828	76 219	22 370
北京林业大学	149 874	132 737	13 623	3 514
北京中医药大学	44 356	40 414	3 923	19
北京师范大学	410 124	356 389	53 735	0
中国传媒大学	25 823	18 262	6 552	1 009
中国政法大学	9 164	7 538	154	1 472
华北电力大学	271 487	96 979	153 531	20 977
中国矿业大学（北京）	381 240	127 889	164 351	89 000
中国石油大学（北京）	604 209	244 097	358 638	1 474
中国地质大学（北京）	524 708	366 409	126 004	32 295
南开大学	506 431	443 720	52 106	10 605
天津大学	1 648 516	744 447	898 229	5 840
大连理工大学	1 058 000	446 058	541 513	70 429
东北大学	1 066 209	314 206	723 530	28 473
吉林大学	1 328 000	887 992	428 473	11 535
东北师范大学	133 945	107 142	24 463	2 340
东北林业大学	117 543	75 992	31 011	10 540
复旦大学	1 645 503	1 457 144	178 621	9 738
同济大学	1 890 170	933 362	929 315	27 493
上海交通大学	2 336 132	1 760 837	547 934	27 361
华东理工大学	588 903	395 146	183 329	10 428
东华大学	325 817	107 099	208 233	10 485
华东师范大学	415 140	362 703	35 589	16 848
南京大学	1 037 334	676 451	359 883	1 000
东南大学	1 525 815	695 860	807 745	22 210
中国矿业大学	792 913	113 401	659 880	19 632
河海大学	559 014	269 533	275 222	14 259

科技经费拨入、支出 单位：千元

支出				
合计	劳务费	业务费	转拨外单位	其他
47 323 605	**7 022 260**	**24 015 772**	**4 489 702**	**11 795 871**
1 856 835	114 485	1 037 174	191 130	514 046
14 724	770	13 155	0	799
3 331 700	583 855	1 575 393	471 877	700 575
644 316	13 342	491 365	86 754	52 855
907 286	31 233	298 119	499 836	78 098
452 705	26 805	245 709	29 092	151 099
387 769	68 146	235 682	30 427	53 514
1 101 297	101 994	705 032	158 444	135 827
145 460	17 967	97 637	11 130	18 726
32 689	3 196	14 079	13 066	2 348
421 536	36 940	244 806	55 162	84 628
16 493	3 120	6 535	0	6 838
7 273	434	4 657	0	2 182
270 222	27 788	155 014	21 611	65 809
310 310	28 377	187 667	34 881	59 385
483 141	76 079	226 519	94 122	86 421
440 767	79 541	237 455	55 972	67 799
556 820	44 530	442 884	1 681	67 725
1 548 881	352 542	679 824	35 734	480 781
1 038 000	125 146	475 580	19 624	417 650
1 009 179	22 664	792 739	12 789	180 987
952 879	95 278	762 303	46 591	48 707
132 523	19 538	58 614	2 271	52 100
106 364	5 393	75 845	6 813	18 313
1 446 500	490 756	583 002	80 868	291 874
1 729 677	407 831	893 937	95 919	331 990
1 491 580	185 281	925 388	49 540	331 371
573 131	84 432	287 121	44 176	157 402
335 466	59 790	119 306	72 888	83 482
342 277	65 505	213 777	26 817	36 178
889 894	79 296	427 696	247 869	135 033
1 342 180	311 711	513 329	256 619	260 521
650 254	182 187	315 963	13 233	138 871
418 057	74 491	138 735	21 671	183 160

学校名称	拨入			
	合计	政府资金	企事业单位委托	其他经费
江南大学	422 651	167 171	248 741	6 739
南京农业大学	364 167	315 413	29 620	19 134
中国药科大学	137 040	99 498	31 349	6 193
浙江大学	3 120 701	2 094 765	959 114	66 822
合肥工业大学	389 372	159 011	202 594	27 767
厦门大学	577 972	433 865	98 750	45 357
山东大学	1 050 229	785 262	223 830	41 137
中国海洋大学	412 110	276 864	133 138	2 108
中国石油大学（华东）	418 658	120 597	286 178	11 883
武汉大学	1 045 499	580 817	426 789	37 893
华中科技大学	1 762 313	1 231 050	454 143	77 120
中国地质大学（武汉）	478 725	333 786	132 643	12 296
武汉理工大学	639 858	212 459	422 521	4 878
华中农业大学	509 464	449 581	51 479	8 404
华中师范大学	138 663	108 468	17 389	12 806
湖南大学	715 065	416 652	282 777	15 636
中南大学	1 128 610	667 541	448 982	12 087
中山大学	1 162 221	954 188	156 053	51 980
华南理工大学	1 112 601	692 377	361 933	58 291
重庆大学	746 599	275 018	437 446	34 135
西南大学	285 295	171 612	46 231	67 452
四川大学	1 532 678	564 740	930 872	37 066
西南交通大学	786 288	194 014	590 274	2 000
电子科技大学	801 289	398 009	396 480	6 800
西安交通大学	1 170 056	839 491	312 072	18 493
西安电子科技大学	770 410	359 645	358 355	52 410
长安大学	574 371	205 844	368 527	0
西北农林科技大学	576 025	496 968	46 813	32 244
陕西师范大学	90 021	58 738	7 603	23 680
兰州大学	292 700	170 938	121 762	0

续表

支出				
合计	劳务费	业务费	转拨外单位	其他
395 155	32 134	209 223	0	153 798
341 337	43 655	201 685	53 578	42 419
131 968	12 019	63 341	10 402	46 206
3 282 142	527 992	1 701 836	335 281	717 033
389 642	18 625	183 107	11 800	176 110
462 378	12 984	140 612	85 032	223 750
871 910	72 057	491 469	135 510	172 874
379 153	42 997	216 814	55 935	63 407
399 707	68 705	251 106	5 702	74 194
1 027 760	97 600	198 670	70 973	660 517
1 494 069	125 963	717 313	153 244	497 549
380 935	26 513	274 537	25 765	54 120
571 582	95 584	270 449	27 460	178 089
479 644	29 031	338 651	48 246	63 716
138 542	13 378	108 437	1 506	15 221
719 380	146 171	398 440	45 232	129 537
848 601	62 261	410 479	91 805	284 056
1 385 127	80 000	381 246	59 354	864 527
986 542	264 269	295 040	48 333	378 900
734 565	98 701	280 248	26 797	328 819
290 568	73 568	93 456	7 347	116 197
1 525 861	627 800	498 720	174 486	224 855
772 132	118 744	441 820	21 000	190 568
725 938	65 740	491 488	68 580	100 130
899 406	127 612	454 395	54 817	262 582
765 235	62 700	538 500	32 133	131 902
533 627	114 921	338 419	14 952	65 335
648 669	109 657	338 857	25 879	174 276
99 603	23 393	46 560	540	29 110
254 242	7 043	158 813	9 406	78 980

表 61　教育部直属高等

学校名称	合计					基础研究				
	项目数（项）	当年投入人数（人年）	在读研究生（人）	当年拨入经费（千元）	当年支出经费（千元）	项目数（项）	当年投入人数（人年）	在读研究生（人）	当年拨入经费（千元）	当年支出经费（千元）
合计	**114 843**	**59 215**	**220 332**	**33 739 035**	**27 440 647**	**44 660**	**24 787**	**89 189**	**11 254 506**	**8 715 271**
北京大学	2 582	1 932	5 698	1 313 061	1 080 164	1 823	1 343	4 234	916 020	754 405
中国人民大学	156	70	156	18 161	13 966	106	51	109	13 338	6 549
清华大学	4 306	2 843	8 112	3 038 796	1 987 582	1 686	1 195	3 649	1 054 520	688 024
北京交通大学	3 125	788	5 418	628 298	567 870	573	147	862	87 182	76 545
北京科技大学	2 464	1 021	6 726	672 831	432 353	1 010	429	2 795	212 662	126 511
北京化工大学	908	336	2 910	327 860	264 345	305	113	931	107 498	81 905
北京邮电大学	1 165	608	3 121	345 195	303 677	332	173	805	65 127	42 046
中国农业大学	3 613	748	3 161	743 958	839 100	1 303	173	913	250 380	212 887
北京林业大学	832	483	2 486	124 412	107 029	347	200	1 025	48 116	38 670
北京中医药大学	191	236	909	37 240	30 028	134	176	664	25 333	19 922
北京师范大学	2 198	592	3 620	258 758	287 462	555	149	957	64 049	42 301
中国传媒大学	332	177	530	24 230	14 234	38	17	42	1 100	865
中国政法大学	61	32	76	2 368	1 516	2	1	5	0	40
华北电力大学	450	295	1 643	118 402	62 242	135	97	349	24 409	12 745
中国矿业大学（北京）	810	318	2 736	252 558	161 969	54	31	238	10 972	5 573
中国石油大学（北京）	1 334	436	2 889	561 086	439 837	176	67	445	83 798	69 983
中国地质大学（北京）	1 075	335	3 376	450 417	402 638	484	151	1 388	122 756	101 544
南开大学	1 601	1 250	2 111	460 953	460 953	1 028	896	1 495	376 439	376 439
天津大学	2 653	927	4 731	1 173 024	1 082 764	830	333	1 915	296 334	259 809
大连理工大学	2 342	876	5 242	514 531	482 052	1 427	554	3 695	215 780	201 458
东北大学	1 234	473	3 085	747 266	697 551	596	227	1 759	134 429	155 407
吉林大学	2 872	5 418	7 383	1 114 183	911 028	1 432	2 520	3 661	439 279	373 968
东北师范大学	534	379	917	105 625	98 395	310	223	551	60 736	56 696
东北林业大学	333	451	1 214	91 102	79 223	96	132	348	36 581	31 887
复旦大学	2 570	1 320	3 088	696 599	390 222	1 745	740	1 737	339 415	200 833
同济大学	2 186	981	2 688	580 061	513 004	584	261	713	126 998	118 818
上海交通大学	4 196	2 945	6 897	1 133 313	783 342	1 913	1 498	3 415	488 032	333 613
华东理工大学	1 188	332	2 602	315 319	283 363	583	139	1 071	126 155	112 744
东华大学	732	425	1 464	218 298	152 769	111	113	396	41 361	28 956
华东师范大学	990	623	3 233	253 968	158 440	587	351	2 021	137 477	75 178

学校研究与发展项目

应用研究					试验发展				
项目数（项）	当年投入人数（人年）	在读研究生（人）	当年拨入经费（千元）	当年支出经费（千元）	项目数（项）	当年投入人数（人年）	在读研究生（人）	当年拨入经费（千元）	当年支出经费（千元）
53 262	**27 608**	**107 602**	**17 361 535**	**14 383 978**	**16 921**	**6 821**	**23 541**	**5 122 994**	**4 341 398**
722	572	1 414	387 344	317 689	37	17	50	9 697	8 070
44	17	47	4 823	6 989	6	2	0	0	428
2 516	1 585	4 289	1 884 134	1 229 078	104	63	174	100 142	70 480
2 480	623	4 430	532 855	484 785	72	18	126	8 261	6 540
1 388	578	3 744	451 672	299 628	66	14	187	8 497	6 214
577	210	1 848	206 880	170 968	26	13	131	13 482	11 472
825	430	2 293	269 727	257 093	8	5	23	10 341	4 538
1 987	538	2 054	468 305	595 187	323	37	194	25 273	31 026
467	276	1 418	76 083	68 146	18	7	43	213	213
57	60	245	11 907	10 106	0	0	0	0	0
1 638	442	2 658	193 659	244 824	5	1	5	1 050	337
294	160	488	23 130	13 369	0	0	0	0	0
58	31	68	2 368	1 466	1	0	3	0	10
310	196	1 284	93 676	49 260	5	2	10	317	237
198	130	1 054	78 310	54 264	558	157	1 444	163 276	102 132
669	224	1 440	272 059	213 440	489	144	1 004	205 229	156 414
576	179	1 952	326 207	299 393	15	4	36	1 454	1 701
327	211	395	33 708	33 708	246	143	221	50 806	50 806
1 754	579	2 684	853 444	808 422	69	15	132	23 246	14 533
534	192	857	154 795	147 579	381	130	690	143 956	133 015
592	232	1 246	566 411	502 161	46	14	80	46 426	39 983
995	2 122	2 592	488 533	387 797	445	776	1 130	186 371	149 263
140	99	224	26 720	25 275	84	56	142	18 169	16 424
194	261	710	41 842	35 897	43	57	156	12 679	11 439
816	577	1 346	355 739	188 607	9	3	5	1 445	782
915	439	1 159	312 205	268 836	687	281	816	140 858	125 350
1 469	1 143	2 362	461 009	329 373	814	303	1 120	184 272	120 356
523	157	1 249	151 779	136 803	82	36	282	37 385	33 816
371	215	679	91 823	64 253	250	98	389	85 114	59 560
395	261	1 166	112 382	82 167	8	11	46	4 109	1 095

学校名称	合计					基础研究				
	项目数（项）	当年投入人数（人年）	在读研究生（人）	当年拨入经费（千元）	当年支出经费（千元）	项目数（项）	当年投入人数（人年）	在读研究生（人）	当年拨入经费（千元）	当年支出经费（千元）
南京大学	1 882	977	4 561	827 656	587 978	1 180	677	3 258	514 639	354 575
东南大学	1 734	1 279	3 483	604 409	518 373	435	311	874	174 773	150 150
中国矿业大学	1 532	433	3 000	431 461	314 128	478	167	920	92 569	27 472
河海大学	1 204	547	2 416	282 204	238 324	355	157	639	84 390	72 107
江南大学	964	211	1 870	274 328	188 363	188	38	487	46 712	31 067
南京农业大学	731	691	3 251	293 245	207 436	406	361	1 735	154 263	95 333
中国药科大学	131	267	2 020	67 095	65 742	38	49	306	12 095	11 728
浙江大学	6 037	2 389	15 658	2 071 463	1 839 787	2 774	795	6 676	672 877	580 279
合肥工业大学	1 634	575	475	352 980	337 748	61	52	53	22 722	21 941
厦门大学	928	281	3 037	373 797	261 708	255	105	852	118 794	83 172
山东大学	3 461	2 448	4 897	695 988	486 313	1 676	1 192	2 443	327 037	241 948
中国海洋大学	715	598	1 234	252 286	189 243	494	404	845	121 289	91 049
中国石油大学（华东）	2 364	1 260	3 980	394 319	349 153	276	224	453	25 774	22 921
武汉大学	2 347	1 157	2 909	742 910	621 462	503	317	857	168 060	140 067
华中科技大学	3 870	1 670	8 806	926 331	763 666	1 138	611	3 515	193 867	147 789
中国地质大学（武汉）	2 252	502	1 746	360 619	287 874	478	92	308	74 667	52 712
武汉理工大学	2 045	784	7 246	388 770	233 276	348	151	1 312	81 056	48 635
华中农业大学	1 501	386	2 243	419 279	342 664	618	164	877	143 972	118 656
华中师范大学	370	324	1 173	114 839	102 638	140	126	444	41 071	38 437
湖南大学	1 635	730	2 657	431 132	386 169	406	163	808	101 689	88 701
中南大学	1 424	1 398	3 564	736 651	505 437	558	467	1 344	165 581	91 934
中山大学	3 929	2 055	6 820	618 723	524 955	2 559	1 521	4 438	387 206	296 571
华南理工大学	3 859	1 246	3 191	676 153	506 064	1 446	323	830	206 614	132 728
重庆大学	998	503	1 995	261 318	247 100	776	395	1 615	189 563	178 662
西南大学	1 713	843	4 152	166 816	107 784	1 023	492	2 461	87 081	62 403
四川大学	5 634	2 439	1 300	1 404 966	1 383 372	1 430	806	403	254 163	244 019
西南交通大学	1 408	1 017	7 848	731 816	720 560	87	69	470	15 835	15 637
电子科技大学	1 535	1 129	1 849	668 918	577 531	588	380	752	223 964	166 140
西安交通大学	2 564	929	4 799	492 146	390 323	921	342	1 836	160 316	111 246
西安电子科技大学	1 476	542	4 378	377 649	291 961	590	159	1 707	92 952	77 070
长安大学	1 091	292	696	342 353	311 840	633	79	206	62 545	49 726
西北农林科技大学	777	918	1 635	321 942	239 833	511	634	1 144	176 524	125 552
陕西师范大学	699	278	1 698	48 620	40 592	462	185	1 128	37 017	27 857
兰州大学	1 366	477	1 523	263 980	182 132	524	282	1 005	116 553	110 666

续表

应用研究					试验发展				
项目数（项）	当年投入人数（人年）	在读研究生（人）	当年拨入经费（千元）	当年支出经费（千元）	项目数（项）	当年投入人数（人年）	在读研究生（人）	当年拨入经费（千元）	当年支出经费（千元）
695	297	1 286	312 101	231 465	7	3	17	916	1 938
863	639	1 730	223 446	196 959	436	329	879	206 190	171 264
857	208	1 859	183 049	140 651	197	58	221	155 843	146 005
679	287	1 403	141 136	120 062	170	103	374	56 678	46 155
256	54	563	79 728	38 989	520	119	820	147 888	118 307
311	321	1 480	135 440	108 011	14	9	36	3 542	4 092
83	199	1 614	50 640	49 654	10	19	100	4 360	4 360
2 686	1 343	7 411	1 193 359	1 055 630	577	251	1 571	205 227	203 878
617	338	281	127 664	121 847	956	185	141	202 594	193 960
584	144	1 900	231 118	161 809	89	33	285	23 885	16 727
1 108	918	2 244	242 625	159 846	677	337	210	126 326	84 519
212	191	381	125 681	94 204	9	4	8	5 316	3 990
916	678	1 579	81 542	79 992	1 172	358	1 948	287 003	246 240
1 766	756	1 896	386 498	321 293	78	83	156	188 352	160 102
1 489	729	3 664	356 738	290 310	1 243	330	1 627	375 726	325 567
781	231	789	174 122	134 221	993	179	649	111 830	100 941
1 660	617	5 793	294 747	176 861	37	15	141	12 967	7 780
627	174	1 051	254 777	203 702	256	47	315	20 530	20 306
163	141	557	44 524	35 992	67	57	172	29 244	28 209
967	365	1 465	194 627	170 037	262	201	384	134 816	127 431
841	903	2 163	532 178	390 286	25	29	57	38 892	23 217
1 094	424	1 917	191 528	180 357	276	109	465	39 989	48 027
1 517	652	1 674	310 434	263 553	896	270	687	159 105	109 783
191	98	347	68 878	66 155	31	9	33	2 877	2 283
673	342	1 394	75 687	43 077	17	9	297	4 048	2 304
2 540	915	507	508 087	517 108	1 664	719	390	642 716	622 245
1 312	942	7 331	714 706	703 653	9	6	47	1 275	1 270
947	749	1 097	444 954	411 391	0	0	0	0	0
899	321	1 408	99 953	89 577	744	266	1 555	231 877	189 500
502	223	1 741	132 526	102 428	384	160	930	152 171	112 463
410	179	435	240 047	225 939	48	34	55	39 761	36 175
243	266	460	136 071	106 068	23	18	31	9 347	8 213
150	62	356	4 708	7 299	87	32	214	6 895	5 436
792	160	431	134 687	58 989	50	35	87	12 740	12 477

学校名称	合计						
	项目数(项)	当年投入人数(人年)	在读研究生(人)	当年拨入经费(千元)	当年支出经费(千元)	项目数(项)	当年投入人数(人年)
合计	**23 549**	**10 392**	**39 716**	**8 171 502**	**6 595 758**	**11 345**	**5 153**
北京大学	343	221	810	143 199	118 573	281	194
中国人民大学	6	2	6	243	119	3	1
清华大学	818	371	1 013	452 309	285 859	179	99
北京交通大学	186	42	356	25 884	22 239	186	42
北京科技大学	72	33	122	313 198	305 227	31	17
北京化工大学	119	74	483	75 496	67 181	86	68
北京邮电大学	223	59	566	54 781	29 682	200	51
中国农业大学	539	69	327	49 101	42 775	65	5
北京林业大学	41	22	122	5 122	4 616	2	1
北京中医药大学	23	26	94	3 647	1 971	0	0
华北电力大学	247	310	595	89 680	67 324	221	297
中国矿业大学（北京）	1	1	3	2 022	2 456	1	1
中国石油大学（北京）	22	9	32	38 588	38 062	2	1
中国地质大学（北京）	88	26	259	37 873	29 818	34	11
南开大学	17	11	16	1 300	1 300	12	8
天津大学	567	208	771	331 956	143 705	241	71
大连理工大学	755	325	1 016	357 384	352 984	294	142
东北大学	654	336	1 183	304 015	278 039	363	207
吉林大学	141	244	391	50 957	41 851	22	49
东北师范大学	54	34	86	7 480	7 055	31	22
东北林业大学	154	209	560	21 694	20 328	34	47
复旦大学	68	24	58	10 542	5 169	67	24
同济大学	1 778	949	2 377	939 929	892 767	1 243	701
上海交通大学	789	376	952	198 137	109 320	569	244
华东理工大学	478	110	773	98 783	87 788	428	101
东华大学	245	98	366	73 118	55 695	77	74
华东师范大学	111	36	311	17 300	7 492	20	8
南京大学	178	57	351	54 772	40 298	16	10
东南大学	836	627	1 680	384 574	324 929	31	26
中国矿业大学	1 019	352	1 553	351 753	272 219	165	29
河海大学	554	263	1 202	139 267	116 504	426	171

R&D 成果应用及科技服务项目

研究与发展成果应用			科技服务				
在读研究生(人)	当年支出经费(千元)	当年拨入经费(千元)	项目数(项)	当年投入人数(人年)	在读研究生(人)	当年拨入经费(千元)	当年支出经费(千元)
20 015	**4 531 466**	**3 841 643**	**12 204**	**5 239**	**19 701**	**3 640 036**	**2 754 115**
721	129 120	106 926	62	27	89	14 079	11 647
0	128	29	3	1	6	115	90
261	124 523	79 480	639	272	752	327 786	206 379
356	25 884	22 239	0	0	0	0	0
23	303 202	300 703	41	16	99	9 996	4 524
429	71 013	63 387	33	6	54	4 483	3 794
526	52 220	28 269	23	8	40	2 561	1 413
36	7 556	5 724	474	64	291	41 545	37 051
6	64	64	39	21	116	5 058	4 552
0	0	0	23	26	94	3 647	1 971
518	86 359	64 828	26	13	77	3 321	2 496
3	2 022	2 456	0	0	0	0	0
6	886	805	20	8	26	37 702	37 257
79	24 478	19 932	54	15	180	13 395	9 886
11	990	990	5	3	5	310	310
352	79 041	40 892	326	137	419	252 915	102 813
547	162 623	160 745	461	183	469	194 761	192 239
692	188 000	161 488	291	129	491	116 015	116 551
62	28 460	24 904	119	195	329	22 497	16 947
50	4 220	3 905	23	12	36	3 260	3 150
123	4 096	3 877	120	162	437	17 598	16 451
58	10 412	5 139	1	0	0	130	30
1 679	627 425	589 478	535	248	698	312 504	303 289
810	163 205	88 870	220	132	142	34 932	20 450
714	92 078	81 533	50	9	59	6 705	6 255
216	48 283	36 201	168	24	150	24 835	19 494
59	4 788	2 263	91	28	252	12 512	5 229
33	6 071	3 014	162	47	318	48 701	37 284
62	9 280	8 590	805	601	1 618	375 294	316 339
77	116 101	110 617	854	323	1 476	235 652	161 602
890	85 964	73 862	128	92	312	53 303	42 642

学校名称	合计						
	项目数(项)	当年投入人数(人年)	在读研究生(人)	当年拨入经费(千元)	当年支出经费(千元)	项目数(项)	当年投入人数(人年)
江南大学	279	62	435	96 698	85 540	272	61
南京农业大学	53	59	188	38 092	28 275	25	30
中国药科大学	301	61	321	25 034	21 053	237	54
浙江大学	1 314	619	3 275	541 253	463 530	665	384
厦门大学	409	51	1 391	152 148	106 522	406	51
山东大学	277	239	512	63 246	56 223	85	80
中国海洋大学	404	183	341	120 728	90 541	28	17
中国石油大学（华东）	62	14	76	7 663	6 687	37	10
武汉大学	935	459	1 149	209 026	175 606	253	240
华中科技大学	1 012	257	838	177 934	126 841	94	30
中国地质大学（武汉）	286	93	326	68 206	53 475	286	93
武汉理工大学	867	312	3 028	126 632	75 979	11	5
华中农业大学	160	34	239	26 443	17 992	125	25
华中师范大学	17	7	40	976	926	2	0
湖南大学	96	185	250	129 587	113 412	24	19
中南大学	147	109	243	186 832	47 528	30	18
中山大学	333	73	300	55 980	43 275	136	32
华南理工大学	1 573	539	1 357	259 959	211 863	785	293
重庆大学	1 559	418	2 291	446 814	425 620	1 435	391
西南大学	337	203	657	40 474	21 588	196	149
四川大学	122	133	35	31 596	30 397	118	130
西南交通大学	232	138	1 340	45 163	44 310	6	4
西安交通大学	604	155	1 037	213 474	178 511	285	92
西安电子科技大学	356	183	865	185 130	139 299	321	165
长安大学	368	135	255	226 407	217 176	80	22
西北农林科技大学	187	108	280	52 073	31 210	8	11
陕西师范大学	70	23	175	2 613	4 083	24	9
兰州大学	63	16	38	7 217	4 951	41	16

续表

研究与发展成果应用			科技服务				
在读研究生(人)	当年支出经费(千元)	当年拨入经费(千元)	项目数(项)	当年投入人数(人年)	在读研究生(人)	当年拨入经费(千元)	当年支出经费(千元)
417	95 346	84 543	7	1	18	1 352	997
78	16 091	10 978	28	29	110	22 001	17 297
316	24 507	20 526	64	7	5	527	527
1 794	347 348	310 143	649	235	1 481	193 905	153 387
1 371	151 948	106 382	3	0	20	200	140
199	20 730	22 326	192	159	313	42 516	33 897
31	11 542	8 600	376	166	310	109 186	81 941
60	6 609	5 762	25	4	16	1 054	925
506	144 661	122 974	682	219	643	64 365	52 632
93	67 001	48 918	918	227	745	110 933	77 923
326	68 206	53 475	0	0	0	0	0
44	2 050	1 230	856	307	2 984	124 582	74 749
182	18 222	10 504	35	9	57	8 221	7 488
1	130	130	15	7	39	846	796
52	10 796	10 076	72	166	198	118 791	103 336
54	27 807	12 091	117	91	189	159 025	35 437
90	35 287	26 010	197	41	210	20 693	17 265
732	143 490	115 031	788	246	625	116 469	96 832
2 138	426 508	406 162	124	27	153	20 306	19 458
557	32 247	14 056	141	54	100	8 227	7 532
35	31 564	30 365	4	3	0	32	32
39	1 064	1 064	226	134	1 301	44 099	43 246
548	160 394	141 146	319	63	489	53 080	37 365
795	175 891	132 527	35	18	70	9 239	6 772
48	40 009	42 645	288	113	207	186 398	174 531
13	5 978	5 387	179	97	267	46 095	25 823
59	2 070	2 431	46	14	116	543	1 652
38	5 478	4 951	22	0	0	1 739	0

表 63　教育部直属高等学校国际科技交流

学校名称	合作研究		国际学术会议			
	派遣(人次)	接受(人次)	出席人员(人次)	交流论文(篇)	特邀报告(篇)	主办(次)
合计	**18 540**	**15 689**	**65 560**	**45 375**	**7 029**	**1 090**
北京大学	645	875	1 826	1 232	585	69
中国人民大学	37	8	193	266	43	9
清华大学	1 475	1 480	5 946	2 413	337	111
北京交通大学	609	89	764	709	89	9
北京科技大学	94	53	657	641	66	8
北京化工大学	8	42	376	328	93	9
北京邮电大学	419	70	1 120	830	28	8
中国农业大学	98	58	1 254	573	126	7
北京林业大学	22	21	78	83	24	0
北京中医药大学	54	97	64	29	14	0
北京师范大学	163	219	396	298	108	17
中国传媒大学	32	20	101	72	15	0
中国政法大学	1	0	18	8	8	1
华北电力大学	67	58	411	435	41	2
中国矿业大学（北京）	8	111	113	81	3	0
中国石油大学（北京）	29	17	122	106	21	0
中国地质大学（北京）	225	306	3 911	652	63	5
南开大学	106	126	411	290	109	34
天津大学	263	321	1 092	552	86	18
大连理工大学	82	123	727	696	81	14
东北大学	275	141	2 771	2 748	108	14
吉林大学	519	670	1 750	1 649	287	40
东北师范大学	21	33	56	58	11	5
东北林业大学	40	61	302	457	15	1
复旦大学	582	721	917	386	179	61
同济大学	135	525	1 903	1 056	0	0
上海交通大学	1 035	992	3 989	974	429	78
华东理工大学	57	43	200	167	48	9
东华大学	96	98	374	534	51	9
华东师范大学	120	258	489	200	97	39
南京大学	340	349	2 202	1 820	340	12

续表

学校名称	合作研究		国际学术会议			
	派遣(人次)	接受(人次)	出席人员(人次)	交流论文(篇)	特邀报告(篇)	主办(次)
东南大学	300	928	1 387	1 081	478	23
中国矿业大学	19	43	53	416	0	3
河海大学	0	0	1 380	1 273	70	15
江南大学	20	52	633	550	55	6
南京农业大学	157	632	401	390	67	19
中国药科大学	1	0	432	277	48	3
浙江大学	564	343	3 311	1 715	440	71
合肥工业大学	49	31	64	145	0	2
厦门大学	135	63	3 120	521	50	32
山东大学	248	314	1 896	1 739	18	27
中国海洋大学	1 002	350	473	333	109	5
中国石油大学（华东）	77	63	261	214	20	10
武汉大学	61	218	2 959	2 193	41	20
华中科技大学	207	138	1 097	1 108	358	18
中国地质大学（武汉）	185	113	204	611	33	5
武汉理工大学	143	210	609	690	85	3
华中农业大学	165	97	476	269	81	11
华中师范大学	104	104	372	487	56	5
湖南大学	155	42	313	385	55	13
中南大学	1 203	523	296	576	21	0
中山大学	119	73	1 097	381	137	70
华南理工大学	59	10	538	623	86	10
重庆大学	550	670	720	692	275	8
西南大学	173	194	420	316	71	14
四川大学	41	382	2 447	3 222	100	30
西南交通大学	4 050	480	1 952	502	125	16
电子科技大学	352	318	612	1 073	47	8
西安交通大学	196	497	1 297	871	123	23
西安电子科技大学	75	18	334	893	9	6
长安大学	25	31	136	569	53	5
西北农林科技大学	253	307	752	353	245	5
陕西师范大学	47	50	385	264	35	6
兰州大学	148	410	600	300	133	9

表 64　教育部直属高等学校科技成果获奖

单位：项

学校名称	国家自然科学奖		国家发明奖			国家科技进步奖				国务院各部门科技进步奖	省、自治区、直辖市科技进步奖
	合计	二等	合计	一等	二等	合计	特等	一等	二等		
合计	**28**	**28**	**31**	**2**	**29**	**129**	**1**	**7**	**121**	**575**	**1 030**
北京大学	5	5	0	0	0	2	0	0	2	19	0
清华大学	5	5	4	1	3	6	0	0	6	74	26
北京交通大学	1	1	1	0	1	0	0	0	0	19	8
北京科技大学	0	0	1	0	1	4	0	0	4	5	49
北京化工大学	0	0	0	0	0	1	0	0	1	7	0
北京邮电大学	0	0	0	0	0	1	0	0	1	2	4
中国农业大学	0	0	0	0	0	4	0	0	4	16	16
北京林业大学	0	0	2	0	2	1	0	0	1	4	7
北京师范大学	0	0	0	0	0	1	0	0	1	4	2
华北电力大学	0	0	0	0	0	1	0	0	1	4	4
中国矿业大学（北京）	0	0	0	0	0	3	0	0	3	47	4
中国石油大学（北京）	0	0	0	0	0	5	0	0	5	1	19
中国地质大学（北京）	0	0	0	0	0	1	1	0	0	10	0
南开大学	1	1	0	0	0	0	0	0	0	0	6
天津大学	0	0	1	0	1	5	0	0	5	7	19
大连理工大学	2	2	1	0	1	0	0	0	0	10	7
东北大学	0	0	0	0	0	2	0	0	2	22	16
吉林大学	2	2	0	0	0	1	0	0	1	5	68
东北师范大学	0	0	0	0	0	0	0	0	0	0	6
东北林业大学	0	0	0	0	0	0	0	0	0	0	8
复旦大学	2	2	1	0	1	0	0	0	0	10	12
同济大学	1	1	0	0	0	0	0	0	0	10	42
上海交通大学	0	0	1	0	1	10	0	0	10	32	41
华东理工大学	0	0	2	0	2	4	0	0	4	7	10
东华大学	0	0	0	0	0	0	0	0	0	8	0
华东师范大学	0	0	0	0	0	0	0	0	0	1	2
南京大学	2	2	0	0	0	2	0	0	2	13	8
东南大学	0	0	1	1	0	2	0	0	2	0	22
中国矿业大学	0	0	2	0	2	5	0	0	5	2	5
河海大学	0	0	1	0	1	2	0	0	2	27	12
江南大学	0	0	0	0	0	2	0	0	2	35	5

续表

学校名称	国家自然科学奖		国家发明奖			国家科技进步奖				国务院各部门科技进步奖	省、自治区、直辖市科技进步奖
	合计	二等	合计	一等	二等	合计	特等	一等	二等		
南京农业大学	0	0	1	0	1	5	0	0	5	4	10
中国药科大学	0	0	0	0	0	0	0	0	0	0	4
浙江大学	0	0	0	0	0	14	0	2	12	12	72
合肥工业大学	0	0	0	0	0	0	0	0	0	0	26
厦门大学	0	0	0	0	0	0	0	0	0	1	14
山东大学	0	0	2	0	2	3	0	0	3	6	50
中国海洋大学	0	0	0	0	0	2	0	0	2	1	1
中国石油大学（华东）	0	0	0	0	0	1	0	0	1	0	34
武汉大学	0	0	0	0	0	6	0	0	6	31	30
华中科技大学	0	0	2	0	2	4	0	0	4	8	33
中国地质大学（武汉）	1	1	1	0	1	1	0	0	1	0	6
武汉理工大学	0	0	2	0	2	2	0	1	1	1	19
华中农业大学	0	0	0	0	0	2	0	0	2	2	18
华中师范大学	0	0	0	0	0	0	0	0	0	0	6
湖南大学	1	1	2	0	2	0	0	0	0	2	23
中南大学	1	1	2	0	2	0	0	0	0	34	52
中山大学	2	2	0	0	0	0	0	0	0	5	14
华南理工大学	0	0	1	0	1	4	0	0	4	3	30
重庆大学	0	0	0	0	0	3	0	1	2	4	23
西南大学	0	0	0	0	0	1	0	0	1	0	11
四川大学	0	0	0	0	0	4	0	0	4	3	22
西南交通大学	0	0	0	0	0	1	0	0	1	35	14
电子科技大学	0	0	0	0	0	4	0	1	3	6	5
西安交通大学	1	1	0	0	0	3	0	0	3	6	13
西安电子科技大学	0	0	0	0	0	1	0	1	0	10	7
长安大学	0	0	0	0	0	2	0	1	1	0	31
西北农林科技大学	0	0	0	0	0	1	0	0	1	0	9
陕西师范大学	0	0	0	0	0	0	0	0	0	0	7
兰州大学	1	1	0	0	0	0	0	0	0	0	18

表 65　教育部直属高等

学校名称	出版科技著作		发表学术论文(篇)		国家级项目验收(项)						
							项目来源				
	数量(部)	字数(千字)	合计	其中:国外学术刊物	合计	其中:与外单位合作	973计划	科技攻关计划	863计划	自然科学基金	其他
合计	**1 956**	**548 025**	**236 017**	**97 208**	**2 110**	**617**	**307**	**271**	**696**	**221**	**615**
北京大学	32	5 442	9 710	4 907	207	55	15	12	66	22	92
中国人民大学	4	1 340	230	100	0	0	0	0	0	0	0
清华大学	65	22 716	9 733	3 160	180	0	7	7	62	17	87
北京交通大学	44	12 705	1 670	413	12	11	5	1	1	1	4
北京科技大学	14	4 182	3 467	623	52	49	11	9	21	2	9
北京化工大学	10	2 072	2 125	715	5	2	0	1	3	1	0
北京邮电大学	46	13 993	2 421	1 793	46	22	0	4	32	2	8
中国农业大学	31	5 307	3 761	1 562	16	11	1	0	13	2	0
北京林业大学	38	4 507	1 308	530	0	0	0	0	0	0	0
北京中医药大学	30	2 580	793	40	5	4	2	2	1	0	0
北京师范大学	38	8 208	2 169	1 225	15	2	7	2	3	3	0
中国传媒大学	4	1 630	528	57	0	0	0	0	0	0	0
中国政法大学	5	1 540	62	12	0	0	0	0	0	0	0
华北电力大学	23	5 290	2 915	450	1	0	0	0	0	0	1
中国矿业大学（北京）	24	4 138	1 350	81	5	0	0	2	3	0	0
中国石油大学（北京）	12	1 945	999	181	7	4	1	1	4	1	0
中国地质大学（北京）	15	3 943	1 371	174	17	11	4	6	6	1	0
南开大学	39	13 215	2 113	1 226	6	0	2	0	3	0	1
天津大学	16	5 268	5 085	3 412	98	42	28	14	33	11	12
大连理工大学	26	5 901	3 472	1 415	77	32	11	27	14	6	19
东北大学	54	15 865	4 003	2 007	34	0	3	5	23	3	0
吉林大学	59	10 177	3 598	1 404	26	0	0	2	19	0	5
东北师范大学	13	3 831	823	535	3	3	2	0	1	0	0
东北林业大学	84	12 779	1 848	387	0	0	0	0	0	0	0
复旦大学	51	9 585	5 819	3 543	73	21	24	8	18	9	14
同济大学	25	6 806	5 299	1 098	112	56	2	84	16	2	8
上海交通大学	43	9 663	14 278	6 346	219	58	50	8	66	11	84
华东理工大学	4	546	2 140	1 452	16	0	1	0	11	0	4
东华大学	4	1 183	1 838	702	8	3	0	3	4	0	1
华东师范大学	20	5 321	1 574	976	9	7	5	0	2	2	0
南京大学	22	5 849	6 479	3 398	17	0	4	0	0	13	0

学校科技成果

专利情况											其他知识产权（个）*
专利申请数(项)				专利授权数(项)				专利出售数			
合计	发明专利	实用新型	外观设计	合计	发明专利	实用新型	外观设计	合同数(项)	总金额(千元)	当年实际收入(千元)	
35 941	**26 908**	**5 302**	**3 731**	**20 535**	**13 146**	**4 735**	**2 654**	**836**	**455 344**	**229 662**	**1 551**
533	517	16	0	316	285	29	2	19	18 551	4 786	63
33	33	0	0	5	5	0	0	0	0	0	0
2 040	1 908	132	0	1 273	1 147	124	2	65	82 525	57 767	240
539	490	49	0	255	213	41	1	8	290	290	154
409	363	46	0	294	251	43	0	0	0	0	42
470	454	16	0	306	265	41	0	8	12 030	1 630	16
450	444	6	0	153	148	5	0	22	5 700	550	19
464	377	84	3	319	239	71	9	8	3 070	1 320	11
78	58	19	1	71	52	18	1	5	530	530	19
27	23	4	0	16	15	1	0	0	0	0	0
81	78	3	0	74	74	0	0	0	0	0	0
9	4	5	0	14	5	9	0	0	0	0	22
4	2	2	0	2	1	1	0	0	0	0	1
563	381	182	0	193	82	105	6	0	0	0	65
112	74	38	0	66	41	25	0	0	0	0	19
161	137	24	0	71	46	25	0	0	0	0	0
31	29	2	0	11	9	2	0	2	9 000	3 000	0
246	224	22	0	105	84	21	0	9	5 910	21 300	12
1 123	1 034	89	0	482	420	62	0	39	27 120	10 300	0
662	593	69	0	268	248	20	0	23	7 649	6 149	0
317	278	39	0	187	166	20	1	13	44 057	50	8
692	528	164	0	390	250	140	0	0	0	0	0
43	37	6	0	28	24	4	0	0	0	0	5
214	100	66	48	104	48	28	28	0	0	0	0
657	647	10	0	251	226	24	1	19	876	876	38
763	648	115	0	413	306	107	0	37	2 035	2 035	0
1 361	1 299	62	0	681	657	24	0	74	7 430	4 532	131
377	340	30	7	259	226	26	7	30	96 548	33 083	0
984	586	177	221	626	331	157	138	0	0	0	0
184	172	12	0	118	96	11	11	3	245	245	0
581	559	22	0	265	255	10	0	23	5 631	2 137	0

学 校 名 称	出版科技著作		发表学术论文(篇)		国家级项目验收(项)						
							项目来源				
	数量(部)	字数(千字)	合计	其中:国外学术刊物	合计	其中:与外单位合作	973计划	科技攻关计划	863计划	自然科学基金	其他
东南大学	37	6 552	6 749	2 962	40	15	4	8	7	3	18
中国矿业大学	53	14 717	2 257	425	10	0	4	4	2	0	0
河海大学	7	2 159	3 789	536	6	0	2	1	2	1	0
江南大学	21	5 824	2 976	939	3	1	0	0	3	0	0
南京农业大学	23	4 167	799	73	10	8	3	0	4	3	0
中国药科大学	47	19 509	991	426	2	0	0	0	2	0	0
浙江大学	20	4 886	11 370	5 037	116	72	16	9	41	16	34
合肥工业大学	30	9 096	2 035	215	6	0	1	1	2	1	1
厦门大学	9	4 652	2 346	2 346	26	5	13	1	5	6	1
山东大学	39	77 351	4 543	2 245	47	0	8	1	15	15	8
中国海洋大学	0	0	2 151	1 053	42	41	4	3	31	3	1
中国石油大学（华东）	15	3 108	1 578	432	25	17	4	3	18	0	0
武汉大学	54	19 891	6 382	3 356	29	2	6	4	10	4	5
华中科技大学	75	15 988	8 803	3 375	37	0	2	0	0	5	30
中国地质大学（武汉）	18	2 697	2 450	1 477	11	5	2	0	3	6	0
武汉理工大学	41	12 956	3 256	2 120	17	0	1	0	6	0	10
华中农业大学	10	1 428	3 474	1 054	5	0	0	2	3	0	0
华中师范大学	29	6 826	908	543	1	0	0	1	0	0	0
湖南大学	31	3 783	2 020	964	14	0	2	1	7	1	3
中南大学	69	23 458	6 845	1 102	85	23	12	15	23	3	32
中山大学	57	10 865	5 506	1 525	65	1	4	13	30	15	3
华南理工大学	22	5 728	6 934	1 855	16	0	1	0	4	6	5
重庆大学	34	12 594	5 854	2 101	30	7	2	3	9	2	14
西南大学	10	3 630	1 760	823	0	0	0	0	0	0	0
四川大学	73	18 123	8 288	4 141	31	0	9	0	7	6	9
西南交通大学	44	12 440	8 876	1 723	14	2	2	0	4	2	6
电子科技大学	41	4 985	3 543	2 135	78	5	0	0	8	1	69
西安交通大学	39	9 123	4 528	2 692	64	17	18	2	24	8	12
西安电子科技大学	21	6 379	4 590	2 714	6	3	0	0	1	0	5
长安大学	43	7 412	2 032	1 098	1	0	0	1	0	0	0
西北农林科技大学	19	3 422	2 567	446	0	0	0	0	0	0	0
陕西师范大学	20	2 858	1 350	358	0	0	0	0	0	0	0
兰州大学	10	3 891	1 486	993	7	0	2	0	0	5	0

*指软件登记、集成电路设计登记、动物新品种登记、国家级新药登记等。

续表

专利情况											其他知识产权（个）*
专利申请数(项)				专利授权数(项)				专利出售数			
合计	发明专利	实用新型	外观设计	合计	发明专利	实用新型	外观设计	合同数(项)	总金额(千元)	当年实际收入(千元)	
2 794	1 247	524	1 023	1 865	434	430	1 001	7	11 500	6 900	70
646	256	382	8	409	88	308	13	0	0	0	42
730	460	270	0	407	96	310	1	0	0	0	0
3 230	1 032	119	2 079	1 568	258	88	1 222	53	6 279	6 279	0
321	237	48	36	135	89	30	16	5	3 700	140	13
185	185	0	0	61	61	0	0	4	2 300	1 500	0
2 287	1 948	335	4	1 914	1 234	659	21	86	30 237	23 415	12
337	254	76	7	166	99	61	6	0	0	0	0
369	328	39	2	202	170	30	2	12	1 590	1 590	48
867	636	231	0	479	299	180	0	35	6 880	6 000	0
197	175	22	0	124	90	34	0	5	4 090	1 230	32
142	105	37	0	49	31	18	0	3	1 450	395	0
461	325	136	0	259	178	76	5	0	0	0	0
798	651	145	2	452	321	126	5	45	6 900	1 675	0
177	118	44	15	109	43	39	27	4	500	350	13
452	367	85	0	281	210	70	1	17	7 487	4 177	12
252	212	39	1	117	100	15	2	10	1 130	1 800	3
52	48	4	0	35	33	2	0	2	420	420	2
227	190	37	0	207	147	54	6	0	0	0	0
561	511	50	0	356	304	52	0	0	0	0	0
490	443	41	6	292	250	36	6	12	3 180	1 260	22
1 324	968	353	3	799	445	267	87	11	1 660	1 660	96
792	673	119	0	540	405	132	3	44	2 119	874	31
220	202	16	2	89	80	9	0	0	0	0	0
524	453	65	6	381	310	69	2	4	2 800	2 260	7
314	217	87	10	159	84	67	8	5	550	530	0
673	572	100	1	297	226	68	3	20	15 680	3 030	73
1 188	794	151	243	457	356	100	1	36	13 025	11 327	69
510	500	10	0	226	220	6	0	2	400	400	81
248	90	157	1	198	62	130	6	1	500	500	49
109	93	14	2	172	131	38	3	2	1 600	1 200	0
79	68	11	0	63	48	15	0	4	170	170	8
177	133	44	0	51	29	22	0	0	0	0	3

表 66　教育部直属

学校名称	合同数(项)				
	合计	国有企业	外资企业	民营企业	其他
合计	**3 764**	**1 164**	**257**	**2 034**	**309**
北京大学	40	9	2	29	0
中国人民大学	0	0	0	0	0
清华大学	649	260	65	253	71
北京交通大学	8	0	0	8	0
北京科技大学	18	2	2	10	4
北京化工大学	24	17	1	6	0
北京邮电大学	27	0	0	0	27
中国农业大学	9	0	0	9	0
北京林业大学	11	1	0	8	2
北京中医药大学	0	0	0	0	0
北京师范大学	0	0	0	0	0
中国传媒大学	0	0	0	0	0
中国政法大学	0	0	0	0	0
华北电力大学	0	0	0	0	0
中国矿业大学（北京）	0	0	0	0	0
中国石油大学（北京）	9	8	0	1	0
中国地质大学(北京)	2	0	0	2	0
南开大学	267	107	34	98	28
天津大学	39	0	0	39	0
大连理工大学	25	2	1	22	0
东北大学	13	9	0	4	0
吉林大学	13	1	0	12	0
东北师范大学	2	1	0	1	0
东北林业大学	118	0	0	118	0
复旦大学	20	11	4	5	0
同济大学	37	0	0	37	0
上海交通大学	554	185	68	299	2
华东理工大学	52	52	0	0	0
东华大学	26	5	0	21	0
华东师范大学	3	0	0	3	0
南京大学	23	0	1	21	1
东南大学	432	105	21	202	104
中国矿业大学	17	5	0	12	0

高等学校技术转让

合同金额(千元)					当年实际收入(千元)				
合计	国有企业	外资企业	民营企业	其他	合计	国有企业	外资企业	民营企业	其他
2 070 349	**698 911**	**120 358**	**1 015 334**	**235 746**	**1 255 777**	**428 490**	**88 424**	**577 577**	**161 286**
156 229	1 782	182	154 265	0	15 065	2 136	182	12 747	0
0	0	0	0	0	0	0	0	0	0
691 580	207 474	69 158	242 053	172 895	484 106	145 232	48 410	169 437	121 027
290	0	0	290	0	290	0	0	290	0
4 828	730	60	3 708	330	1 460	230	0	1 230	0
44 493	22 790	60	21 643	0	13 294	8 061	60	5 173	0
5 750	0	0	0	5 750	600	0	0	0	600
3 870	0	0	3 870	0	1 820	0	0	1 820	0
1 132	52	0	1 050	30	1 032	52	0	950	30
0	0	0	0	0	0	0	0	0	0
0	0	0	0	0	0	0	0	0	0
0	0	0	0	0	0	0	0	0	0
0	0	0	0	0	0	0	0	0	0
0	0	0	0	0	0	0	0	0	0
0	0	0	0	0	0	0	0	0	0
8 690	8 210	0	480	0	1 460	980	0	480	0
9 000	0	0	9 000	0	3 000	0	0	3 000	0
70 220	28 090	8 941	25 774	7 415	52 106	20 844	6 635	19 122	5 505
27 120	0	0	27 120	0	10 300	0	0	10 300	0
7 799	400	50	7 349	0	6 299	400	50	5 849	0
44 057	36 007	0	8 050	0	50	50	0	0	0
3 138	490	0	2 648	0	2 238	490	0	1 748	0
6 000	3 000	0	3 000	0	1 100	900	0	200	0
17 138	0	0	17 138	0	6 000	0	0	6 000	0
1 026	490	180	356	0	1 026	490	180	356	0
2 035	0	0	2 035	0	2 035	0	0	2 035	0
162 642	47 774	21 605	93 173	90	200 409	70 227	20 354	109 723	105
132 353	132 353	0	0	0	38 526	38 526	0	0	0
4 501	893	0	3 608	0	2 921	584	0	2 337	0
245	0	0	245	0	245	0	0	245	0
5 631	0	86	5 145	400	2 137	0	72	1 825	240
188 260	30 076	10 153	117 021	31 010	131 782	21 053	8 122	79 350	23 257
5 675	5 045	0	630	0	285	0	0	285	0

学校名称	合同数(项)				
	合计	国有企业	外资企业	民营企业	其他
河海大学	3	0	0	3	0
江南大学	86	2	1	83	0
南京农业大学	11	0	0	11	0
中国药科大学	7	5	0	2	0
浙江大学	161	40	4	94	23
合肥工业大学	207	91	0	113	3
厦门大学	14	0	0	14	0
山东大学	75	8	0	67	0
中国海洋大学	5	1	0	4	0
中国石油大学（华东）	3	0	1	2	0
武汉大学	21	1	0	20	0
华中科技大学	55	22	0	33	0
中国地质大学（武汉）	4	0	0	4	0
武汉理工大学	36	6	0	30	0
华中农业大学	15	0	0	15	0
华中师范大学	2	1	0	1	0
湖南大学	81	21	1	59	0
中南大学	102	21	0	81	0
中山大学	12	0	0	12	0
华南理工大学	53	10	2	31	10
重庆大学	160	65	43	38	14
西南大学	8	0	0	8	0
四川大学	34	4	0	19	11
西南交通大学	5	2	0	3	0
电子科技大学	20	2	4	14	0
西安交通大学	86	41	2	36	7
西安电子科技大学	4	4	0	0	0
长安大学	43	35	0	8	0
西北农林科技大学	9	2	0	7	0
陕西师范大学	4	0	0	2	2
兰州大学	0	0	0	0	0

续表

合同金额(千元)					当年实际收入(千元)				
合计	国有企业	外资企业	民营企业	其他	合计	国有企业	外资企业	民营企业	其他
570	0	0	570	0	570	0	0	570	0
12 558	1 504	30	11 024	0	9 791	719	30	9 042	0
7 750	0	0	7 750	0	3 750	0	0	3 750	0
6 000	5 000	0	1 000	0	3 800	3 200	0	600	0
74 912	19 201	1 086	46 976	7 649	51 887	11 569	943	34 297	5 078
19 465	8 458	0	10 625	382	17 234	7 862	0	9 076	296
3 150	0	0	3 150	0	3 150	0	0	3 150	0
19 880	1 550	0	18 330	0	16 000	950	0	15 050	0
4 090	1 990	0	2 100	0	1 230	0	0	1 230	0
1 450	0	350	1 100	0	395	0	245	150	0
17 415	15 000	0	2 415	0	5 700	5 000	0	700	0
11 150	2 438	0	8 712	0	17 373	12 697	0	4 676	0
500	0	0	500	0	350	0	0	350	0
11 921	3 249	0	8 672	0	8 842	1 857	0	6 985	0
3 860	0	0	3 860	0	2 530	0	0	2 530	0
420	120	0	300	0	420	120	0	300	0
23 600	6 790	200	16 610	0	13 970	3 938	200	9 832	0
4 200	2 600	0	1 600	0	4 200	2 600	0	1 600	0
3 180	0	0	3 180	0	1 260	0	0	1 260	0
5 867	923	610	2 739	1 595	5 817	923	610	2 689	1 595
24 257	18 147	2 640	2 461	1 009	17 778	13 796	1 768	1 609	605
65 000	0	0	65 000	0	8 000	0	0	8 000	0
50 759	34 080	0	10 670	6 009	24 034	18 525	0	3 502	2 007
550	230	0	320	0	530	215	0	315	0
15 680	160	4 450	11 070	0	3 030	160	0	2 870	0
52 365	32 390	517	18 326	1 132	37 268	21 897	563	13 917	891
500	500	0	0	0	500	500	0	0	0
21 358	18 675p	0	2 683	0	13 492	11 507	0	1 985	0
4 070	250	0	3 820	0	3 120	200	0	2 920	0
170	0	0	120	50	170	0	0	120	50
0	0	0	0	0	0	0	0	0	0

附　录

部分指标说明

教学与科研人员：指高等学校在册职工在统计年度内，从事大专以上教学、研究与发展、研究与发展成果应用及科技服务工作人员以及直接为上述工作服务的人员，包括统计年度内从事科研活动累计工作时间一个月以上的外籍和高教系统以外的专家和访问学者。

研究与发展：科学研究与试验发展的简称，也可简称为 R&D，包括基础研究、应用研究、试验发展三类活动。

研究与发展人员：指统计年度内，从事研究与发展工作时间占本人教学、科研总时间 10%以上的“教学与科研人员”。

全时人员：指在统计年度中，从事研究与发展（包括科研管理）或从事研究与发展成果应用、科技服务（包括科研管理）工作时间占本人全部工作时间 90%及以上的人员。即工作时间在 9 个月以上的人员。寒暑假和加班工作时间不计，一年按 10 个月计。

非全时折合全时人员：指非全时人员从事研究与发展（包括科研管理）或从事研究与发展成果应用、科技服务（包括科研管理）的工作时间的百分比相加达 100%折合为 1 个全时人员，并依次累计相加得出的全时人员（小数点后四舍五入取整数）。

工程师与科学家：指如下两类人员合计。

（1）具有教师和研究技术职称人员，以及虽无上述职称，但从事教学、科研、教学管理、科研管理工作，具有本科及以上学历的人员；

（2）除教师和研究系列以外，其他技术职务系列人员初级及以上人员，以及虽无上述职称，但具有中专及以上学历的其他技术人员。

科研事业费：指学校上级主管部门从科学事业费、教育事业费中通过切块和按项目戴帽下达，以及学校从教育事业费中安排的研究经费。

主管部门专项费：指学校上级主管部门从科技三项费、技术措施改造费中为学校安排的研究经费。

企事业单位委托经费：指学校从校外企、事业单位获得的研究经费。包括中国科学院所属各研究单位拨付学校的经费。

当年学校科技活动经费：指从学校基金或技术转让、咨询、服务、新产品出售等各种收入中划出直接用于当年研究与发展或研究与发展成果应用和科技服务的经费。

业务费：指从事科技活动的全部消耗性支出。如药品材料费、水电费、差旅费、计算机机时费、资料印刷费等。

固定资产购置费：指使用非基建项目资金购置的按固定资产管理的仪器设备费用和为研究所（室）设备改造、维修支付的费用等。